ストレスとともに働く

—事例から考える　こころの健康づくり—

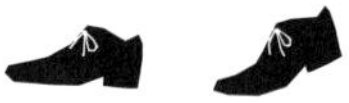

岩崎　久志

晃洋書房

はじめに――こころの健康とは

はじめまして。私は、カウンセラーの岩崎久志と申します。どうぞよろしくお願いします。これまで私は、スクールカウンセラーや企業のカウンセラーとして、長年にわたり心理臨床に携わってきました。それらの体験をふまえ、本書では、主に働く人のための「こころの健康」や「ストレス・マネジメント」をテーマに解説しています。

私たちが生きている現代社会は、残念ながら、心身ともにストレスを引き起こすいろいろな要素に満ちあふれています。そのような状況にあって、ストレスへの対処方法、あるいはストレスとうまくつきあっていくあり方を考えることは、「こころの健康」を守るうえで非常に大切なことといえます。

ストレスとのかかわり方を考える前に、まず確認しておきたいのは、「こころの健康」とはどういうことなのか、ということです。またそれ以前に、そもそも「健康」とは一体どのような状態を意味するのでしょうか。もし、「健康ってなんですか？」と問われたら、あなたならどう答えるでしょうか。

「病気でないこと」。多くの人はそう答えるかもしれません。手元にある国語辞典にも、「体に悪いところがないこと。病気の有無に関する、体の状態」などと記されています。

ただ、病気でない状態が健康の意味だとしたら、健康に対する興味や関心が、ともすれば消極的になってしまうのではないかと思われます。つまり、「健康＝当たり前」ということで、それ以上の問題意識をもつことがなく、ただ病気にさえならなければよいのだということにならないでしょうか。

じつは、健康については世界保健機関（ＷＨＯ）が定義づけを行っています。そこでは、「健康とは、身体的、精神的、さらに社会的にも健全で幸福な状態（well-being）であることをいい、単に疾病または病弱でないことをいうのではない」とされています。

どうでしょうか。健康には身体・精神・社会と幅広い側面があり、しかも健全で幸福な状態という、かなり積極的な意味合いがあるということが分かります。こころの健康という以前に、健康の概念そのものに精神的な面が含まれていることも重要なポイントです。

したがって、こころの健康、いわゆるメンタルヘルスとは、「こころの問題やこころの病気でないということだけではなく、安らかで、まさに良好な状態（well-being）の保持・増進に積極的に努めること」だといえます。

もはやストレスを避けられない現代社会にあっては、一人ひとりが意識してこころの健康づくりに取り組んでいくことが大切で、ますます必要になってきているということです。

本書の構成について簡単に触れておきます。大きく3つのパートに分かれています。「パートⅠ　基礎編」では、こころの健康やストレス、そしてストレスに対処するための基本的な考えを述べています。「パートⅡ　働く人のメンタルヘルス」においては、主に勤労者に向けたストレス対処に関する知識や対処法（コーピング）について実践に即した展開を示しています。そして「パートⅢ　応用編」では、さまざまな状況に即して活用してもらえるストレス・マネジメントや対処の方法について紹介しています。

各項目とも、「ある日の面接室」という具体的な支援のかかわりに触れたエピソード的な事例から始まり、その後にストレス対処やメンタルヘルス向上のための知識やスキルについて解説しています。また、ポイントとなる記述やキーワードは太字で強調しました。

本書は、どこからでも、関心のある項目から気軽に読んでいただければよいと思っています。なお、本書で紹介した事例は、いずれも実際例をふまえた架空のものであること、またカウンセリングの進め方は十人十色ですので、一人ひとりへの対応はさまざま異なるということをお断りしておきます。

ストレスとともに働く——目次

Part Ⅱ 働く人のメンタルヘルス

Part Ⅲ 応用編

Part I

基礎編

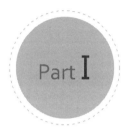

1 ストレスとその心身への影響

ある日の面接室

課長が私のストレスなんです！

OLのA子さん（20代後半、女性）は、ソファーに腰掛けるなり、こう切り出しました。

A子さんは大学を卒業後、現在も務めている中堅商社の総務部にてずっと事務職に従事してきました。これまで何人もの上司のもとで、それなりに経験を積み、いまでは周囲からも頼りにされる存在となっています。本人も仕事にはやりがいを感じています。

ところが、この春、新しく赴任してきた上司のB課長（40代前半、男性）の言動がどうしても気になってしまうそうです。Bさんは地方の営業所で係長を務めていた方で、いわゆる栄転してきたのですが、以前の営業所のスタイルを求めてくるといいます。

A子さんもいちいち細かく業務の報告を求められ、以前に比べるととても窮屈に思うことが多くなり、A子さんには**ストレス**と感じられるようになってしまったようです。その**影響**か、最近は**気持ちの面だけではなく、体の調子も良くない**とのことです。

私はひとまずA子さんへ事実確認を行い、いつごろから体の調子に影響があらわれてきたのか、またどのような変化があったのかを確認することからはじめることにしました。

ストレスの意味とその影響

「近ごろストレスが多くて体調が悪い」「仕事にストレスを感じる」など、私たちは日常会話でストレスという言葉をよく口にしています。いまや、日常語として使われているストレスには、本来どのような意味があるのでしょうか。

ストレスを克服する（というより、うまくつきあう）ためには、まずは相手のことをよく知ることが大事。そこで今回は、ストレスとは何かについて述べたいと思います。

もともとストレスという概念は、カナダの生理学者セリエ（Selye, H.）によって一九三〇年代に「あらゆる要求に対し、生体が起こす非特異的反応」と定義づけられました。つまり、有害物質が体内に侵入したり、寒冷や騒音にさらされたり、不安・抑うつ・怒りといった情動面で有害な刺激を受けると、その種類にかかわらず、決まった生体反応を示すということです。

この生体反応をストレスと呼び、このときにストレスを生じさせる**刺激**を**ストレッサー**と呼びました。そして、ストレスの本体とは、その**ストレッサーの刺激に対する反応**としての**緊張**であり、**歪み**のことなのです。それは同時に、**非常事態に備える体の防衛反応**でもあります。

自身に起こっているストレス反応は、健康へのダメージを最小限に食い止めるための危険信号ともいえるのです。ストレス反応に気づかないまま、過剰なストレスを長期間にわたり被っていると、先に触れたような症状や兆候を引き起こす結果となります。

このように、本来はストレスとストレッサーは違うものなのです。私たちは生きている限り、常に何らかのストレスにさらされています。ただ、セリエはまた、「**ストレスは人生のスパイスである**」とも言っています。その人にとって**適度のストレス**は、生き生きと暮らしていくための**刺激**や**活力**になります。

しかし、**過剰なストレス**を受けている場合には、**感情が激変**したり、**体にいろいろな症状が現れ**たり、**行動様式に変化が生じる**ことになります。たとえば仕事においては、多忙による心身の疲労や過労が慢性的なストレス状態をもたらし、「体がだるい」「やる気が出ない」「イライラする」といった疲労の状態が現れます。

過剰なストレスを受けているとき、人は精神面、身体面、行動面に異常なサインを示します。したがって、このサインを的確にとらえ、早期に対応することが重要となるのです。また、ストレスは心身の働きの中でもとくにストレッサーの攻撃に弱いところに現れて、消化器系、循環器系、神経系など種々の部分に機能障害を引き起こします。

ストレス反応に関連すると考えられる疾患は多種多様にありますが、ここでは特別民間法人中央労働災害防止協会のストレス小委員会による、ストレス関連疾病を紹介しておきます。

さらに近年、ストレスによる免疫機能の低下やホルモン分泌異常などによる癌の発生なども指摘されています。

ストレス関連疾病

胃潰瘍《かいよう》及び十二指腸潰瘍，潰瘍性大腸炎，過敏性大腸炎，神経性嘔吐《おうと》，本態性高血圧，神経性狭心症，過呼吸症候群，気管支喘息《ぜんそく》，甲状腺《せん》機能亢進《こうしん》，神経性食欲不振症，偏頭痛，筋緊張性頭痛，書痙《しょけい》，痙性斜頸《しゃけい》，関節リウマチ，腰痛症，頸肩腕障害，原発性緑内障，メニエール症候群，円形脱毛症，インポテンツ，更年期障害，心臓神経症，胃腸神経症，膀胱《ぼうこう》神経症，神経症，不眠症，自律神経失調症，神経症的抑うつ状態，反応性うつ病，その他の病気.

出所：中央労働災害防止協会ストレス小委員会.

✔ 過剰なストレスは心身にさまざまな症状や兆候をもたらします。これは体が、防衛反応・危険信号を発信しているということなのです。

2 ストレスへの対処（コーピング）

ある日の面接室

仕事がどんどんたまっていき、もう逃げ出したくなります。

切羽詰まった表情で、Aさん（20代後半・男性）は訴えるように言いました。Aさんは総務部に転属になり、来月で丸1年になります。それ以前は営業所で顧客管理の仕事をしていました。

Aさんの話では、総務部に来たとたん、職場に慣れる間もなく仕事が「どんどん流れて」きて、机の上は常に書類であふれ返っているそうです。残業はほぼ毎日のことで、それでも週末に帳尻を合わせるのがやっとだと言います。

最近では、それさえも怪しくなってきて、もう何もかも捨てて逃げ出したいという思いにしばしば駆られるとのことです。

私はAさんの話を一通り聴き終えた後、**ストレス・コーピング**について若干の提案をしてみました。

それは、まず一週間単位でAさんがこなさなければならない仕事量の全体を把握すること。そして、次は仕事をできるだけ小分けにして、一つずつノートに書き出してみることです。そこまでできたら、後は一つずつに課題を絞ってこなしていき、やり終えたものからボールペンでチェックして消していくのです。それに取り組みながら自分なりのペースがつかめればしめたものです。

Aさんの場合、途切れなくたまっていく仕事を塊としてとらえ、気持ちがそれに押しつぶされそうになっていたように思われます。

そのような場合は、**誰かの手を借りてもいい**ので、対象となる課題を区分けするなどし、達成感を味わいながら着実に消化していくことが対処法の一つになると考えられます。

対処法としてのコーピング

今回は、効果的にストレスへの対処を行うための基礎理論を紹介します。とはいっても、できるだけ簡単に、そして簡潔にお伝えしたいと思います。

ストレス反応を低減する、あるいは現状よりも増大することを防ぐ行動のことを**ストレス・**

コーピングといいます。「対処」(coping)と訳されることもあります。また、ストレス・コーピングとは、ストレスへの耐性を強化するための行動でもあるといえます。

ここでは、ストレス学者のラザルスとフォルクマンらによる考え方に基づき、過剰なストレス状態をコントロールするための対処行動について述べてみたいと思います。

ラザルスらは、ストレス・コーピングを大きく二つに分類して説明しています。

▼問題焦点型

ストレスの原因と考えられる問題自体と向き合い、状況を分析するための情報収集をしたり、解決策の考案や実行をするような対処のあり方です。これは、外部環境や自分自身の内部の問題を解決するためになされるコーピングです。

▼情動焦点型

ストレスを受けることによって生じる情動的な苦痛を弱め、できれば解消してしまえるようにするためのコーピングです。情動焦点型コーピングはさらに、二つに分けられます。

① 物事を楽観的にとらえたり、見方を変えるなど、認知的な枠組みを変更するコーピング。

② 問題解決のために**支援してくれる人を求めたり**、気晴らしをしたり、あるいは特に何もせずに状況を静観するといった行動的なコーピング。

ストレス・コーピングは同時に複数使われることがあり、どれが良いというものではありません。一般に、問題状況を何とか変化させることができると判断されたときは、問題焦点型のコーピングを行います。一方、状況がこう着していてどうしようもない、変えられそうもないと判断すると情動焦点型を取る傾向があるようです。ただ、一方のコーピングが他方のコーピングを抑制し、新たなストレスを生じさせてしまうこともあるので、適切なコーピングを柔軟に使い分けていく必要があります。

いずれにしても、ポイントは、あまり**大げさに考えないでいろいろと試してみること**です。たとえば、「散歩する」「机の上を片づける」「風呂にゆっくりつかる」「好きな映画（ＤＶＤ）や音楽に浸りこむ」「落語のＣＤを聴く」「アルバムの整理をする」等々。

まずは、あなたが過剰なストレス状況から距離をとり、気分転換できるためのツールを身近に用意しておくことが必要となります。むしろ**大事なのは質より量**といえます。そのためには、できれば気分のいいときに、コーピング・レパートリーを少なくとも十種以上試しておくことが、いざというときのこころ強いストレス対策になると思います。

✔ 気分転換できるツールを、普段からできるだけたくさんもつようにこころ掛けましょう。

3 こころの荷物をおろす！

ある日の面接室

ねえねえ、ちょっと聴いてよ！

今回は、面接室での話ではなく、会社の休憩室でよく見られる光景を紹介します。**相手の話をしっかり聴く**こと、つまり**「傾聴」**が決して特別なことではなく、私たちの日常生活でも身近に行われているものであることを示したいからです。

Aさんは20代半ばのOL。午後の仕事が一段落したので休憩を取り、お茶でも飲もうとした矢先のことでした。社内でも有名なうわさ好きのBさん（20代後半、女性）から突然話しかけられたのです。その第一声が「ねえねえ、ちょっと聴いてよ！」でした。

会社に限らず、どんな組織でも「うわさ話」には事欠かないものかもしれませんが、Bさんからの話は一方的なもので、これまた同僚のOL、Cさん（20代半ば）とのちょっとしたトラブルに関する内容でした。

Bさんは Cさんとのやりとりでよほど不快な思いを抱いたらしく、Cさんへの不満とグチを間髪容れずにまくし立てたそうです。

Aさんにしてみれば出会い頭に災難に遭ったようなもので、ほとんど何も言えないまま、ただ話の流れを追っていくことで精いっぱいだったといいます。

本当にどうしたものかと困惑していると、突然Bさんが、**「あー、すっきりした。聴いてくれてありがとう。ではまた」**と言い、そそくさと席を立って行ったそうです。Aさんは一人とり残されて、しばらくの間、茫然としてしまったとのこと。

これは、Aさんが戸惑って何も言えないまま、結果としてBさんの**話を批判することなく聴いた**（聴かざるを得なかった）ことが傾聴と似たやりとりになり、「功を奏した」ケースといえるでしょう。それにしても、Aさんにとっては気の毒な話ですね。

こころは見えない、でも荷物はおろせる

たとえば、あなたが重い荷物を背中に背負ってハイキングをしているとします。

もう、かれこれ2時間近くも歩き続けているでしょうか。全身から汗が吹き出て、足どりも重くなってきているのが実感されます。疲れがどんどん溜まってきています。そんなとき、あ

なたはどういう行動を取りますか？　気合いで乗り切る？　でもほとんどの方が、取りあえず立ち止まって、少しでも休憩するのではないでしょうか。

まずは背中の荷物をおろし、深呼吸でもしながら背筋を伸ばす人も多いことでしょう。たとえゴールはまだ遠くても、いったん荷物の重さから解放されて休むことで、また新たな気力とやる気がわいてくることでしょう。

それほど、適度な休息を取ることは大切であり、新たな活力の源ともなるのです。

では、こころが疲れたときはどうすればいいのでしょうか？

じつは**こころも体と同じように、いったん荷物をおろして休憩することが必要**になります。

とはいえ、「こころの荷物なんて見えないし、それ以前にこころはどこにあるのかも分からないじゃないか」と言われてしまいそうです。

確かに、こころがどこにあるのかは分かりません。今日の脳科学の発達を考えると、こころは脳の一部にあるという人もいるでしょう。また、こころのことを「ハート」と呼んだり、昔から「胸が痛い」という言い方もありますように、こころは胸部のあたりにあると思われてもいます。

さらに、心身症の症状に見られるようにこころと体が密接につながっている場合もあり、「心身一如」なんて考え方もありますね。

いずれにしても、現在の科学知識をもってしても、こころのありかは確定できないようです。

それでも、こころの荷物をおろすことはできるのです。

それは、**悩みやつらさ**などのこころに溜まった**不快な思いを、誰かにしっかりと聴いてもらうこと**です。こころにわだかまる気持ちの塊を吐き出すことがこころの荷物を自分から離すことになり、それによって、いったんおろすことができるのです。

つまり**「話す＝離す・放す」**という効果が生じて、**こころがスーッと楽になる**ことにつながります。もちろん、話す相手は選ばなければなりません。まずは、秘密を守ることができる人であることが必要です。

そして何よりも、あなたの話すことを頭ごなしに否定することなく、あなたが安心感をもって話すことができる人であることが大事です。つまり、その人との信頼関係が築けていることが、こころの荷物をおろす相手となることの前提になります。

✔ こころも体と同じで、適度な休息が必要です。たまには誰かに話を聴いてもらい、見えないこころの荷物をおろすようにしましょう。

4 よく眠れていますか？
——睡眠はメンタルヘルスのバロメーター

ある日の面接室

最近、些細な仕事上のミスが目立ちます。

ため息まじりにそう話すのは、事務職のAさん（30代後半、男性）です。まじめそうな第一印象とともに、どことなく覇気がない感じも受けました。

Aさんは大学を卒業後、一貫して事務畑で仕事をしてきました。職場ではベテランとして一目置かれているとのことです。ところが、2カ月ほど前から、仕事で細かなミスをすることが重なり、慣れているはずの日常業務にも支障をきたすことが目立ってきたそうです。

Aさん本人に思い当たる理由はなく、とくに気になる出来事もなかったとのことです。そこで私は、仕事に関することだけでなく、生活面についても尋ねてみました。

するとAさんは、「そういえば、最近になって**夜中に目が覚めることが度々ある。**寝つきは悪くないのですが……」と、まるで今気づいたかのようにぽつんと語りました。

カウンセラーとしては、Aさんに精神科クリニックを受診することを勧めました。その結果、Aさんは自律神経失調症と診断され、投薬治療を受けることとなりました。2カ月後の面談でAさんは、「早めに気づいてよかった。薬を飲むようになって随分気分が良くなり、仕事のミスも少なくなりました」と話されました。

不眠にご用心

こころの病気であるうつ病では、じつに患者の9割以上に不眠の症状があるとされています。そこから**不眠症状の有無**に着目することによって、**メンタルヘルス不調や自殺の予防**に資することができるといえます。

たとえば、身近に2週間以上も十分に眠れていない人がいれば、躊躇せず医師の診察を受けることを勧めるなど、周囲の方の対処の目安にもなるからです。自治体によっては、専門のチェックリストを作って地域の医療機関と連携を図り、少しでもうつ病が疑われる症状があれば、精神科などへの受診を促す取組みをしているところもあります。

いまや「こころの風邪」といわれるほど身近になってしまったうつ病ですが、その典型的な主症状として、睡眠障害、気分の落ち込み、激しい悲哀感や虚無感が続き、日常生活に支障を来すようになることがあげられます。また、自己評価が低くなり、自分を責めることもうつ病患者にはしばしば見られ、自殺念慮が高まることにも注意が必要です。

うつ病患者の多くは、傍目には元気がなく、生気がないように思われるため、つい励ましてあげたくなります。しかし、動きたくても動けない状態であり、本人としては一生懸命に症状と向き合っているのです。

したがって、うつ病でやる気の出ない状態が続いているのは、その人のこころが弱いからでも、甘えているわけでもありません。うつ病に限らず、こころの病気は決して**「気の持ちよう」や「性格の問題」によるものではない**のです。

うつ病については、次項にてあらためて取り上げることにしたいと思っています。ここでは、うつ病の症状としての睡眠障害に絞って述べておきます。うつ病による睡眠障害は、入眠困難、中途覚醒、早期覚醒に分けられます。つまり、総じていうと、寝つきが悪く、眠りも浅い状態を示しています。時には朝早くに目が覚めてしまい、昼にも眠くならないこともしばしばあります。

とくに、早朝覚醒型の睡眠障害に悩む場合が多いとされています。まれに、夜の睡眠が極端に長くなったり、日中も寝てばかりいる過眠症状が現れることもあるといいます。

いずれにしても、**不眠や眠りの乱れ**に気づいたら、**早めに専門の相談機関に相談する**ようにしてください。

また、周囲の方も、気になるときは本人の睡眠の状態を確かめ、不調が現れている場合は医療機関の受診を勧めていただくようお願いします。

✔ 睡眠はメンタルヘルスのバロメーターです。はじまりは不眠症状から、というケースは非常に多いです。

5 身近なこころの病気「うつ病」

ある日の面接室

気分が落ち込んでいるのに、上司から「それは気の持ちようだ」と言われました。

Aさん（30代前半・男性）は、3週間ほど前、あることがきっかけで気分が落ち込むようになり、睡眠も十分にとれなくなってしまいました。

自分のそれまでの経験と比べて、なかなか回復する兆しが見えず、仕事にも集中できなくなってきているのを実感したAさんは、自身の症状に気づき、最近よく耳にする「うつ病」ではないかと思い、精神科クリニックで診てもらおうと思いました。そこで、受診する旨を上司の課長に告げたところ、「そんなことは気の持ちようだよ。休みの日に何か好きなことでもして楽しんでみたら」と激励されたとのことです。Aさんは、上司のアドバイスを受けてから気分転換などを試してみましたが、なかなか改善しませんでした。

その様子を見かねた同僚の紹介で、私のところへ来談されることになったのですが、話を伺い、私はすぐに精神科クリニックでの受診を勧めました。Aさんの診断結果は「うつ病」で、休職も視野に入れた**休養が必要**であるとのことでした。

「うつ病」は誰でもがなる可能性のある病気であるとともに、**自殺の危険性の高い病気**でもあります。うつ状態にある人は、心理的苦悩が深いにもかかわらず、無理をして頑張ってしまう傾向があるため、**安易な励ましは禁物**です。

「こころの風邪」といわれる「うつ病」

最近、メディアなどをとおして「うつ病」、あるいは「うつ」という言葉に触れることが多くなってきました。

「うつ病」にかかった家族の体験談がテレビでドラマ化されたり、新聞などの健康欄では頻繁に「うつ病」が取り上げられています。それほど、「うつ病」を患う人が増えてきたということでしょうか。

実際、「うつ病」は年々増加しているようで、15人に1人が、一生のうち一度はうつ病にかかるというデータもあります。「うつ病」はもはや**珍しい病気ではなく、誰もがかかる可能性があるといえます。**

この数値を見ると、「うつ病」がいかに身近な病気であるかを実感できますね。「こころの風邪」と呼ばれるのもうなずける気がします。

なお、男女比では、女性の方が男性より二倍ほど「うつ病」にかかりやすいとされています。

◎そもそも「うつ病」とは

先に述べたように、現在でこそ一般に広く知れ渡っている「うつ病」ですが、一体どのような病気なのでしょうか？

「うつ病」（鬱病）とは、現代の医学では気分障害の一種であり、抑うつ気分とともに、

▼意欲がわかない
▼考えがまとまらない
▼眠れない
▼疲れやすい

といった精神や体の症状が長く続き、日常生活に支障を来す精神疾患とされています。

気分障害とは、躁とうつの気分変動を主な特徴とするこころの病気です。なかでも「うつ病」の場合、抑うつ気分がおおむね一日中、しかも二週間以上続くとされ、出勤できない、対人関係がうまくいかない、前項で触れた睡眠障害といった、さまざまな不適応をもたらすこと

があります。

「うつ病」と似た症状に**「うつ状態」**というものがあります。これは誰もが日常生活の中で陥る**憂うつな気分**のことです。たとえば失恋や受験の失敗、上司からの叱責により落ち込むことなどです。

こういった憂うつな気分は、気分転換をしたり、時間が過ぎることにより**自然に解消**していきます。しかし、「うつ病」の場合は、これが**ずっと続く**ところに違いがあるのです。

◎「うつ病」の治療

今日、「うつ病」の原因については、脳内物質（セロトニン、ドーパミンなど）の不足により脳のなかの神経の伝達がうまくいかなくなるといった、機能の異常によって起きる病気であることが分かっています。したがって、**「怠け」**や**「こころの弱さ」などで起こるものではありません。**「うつ病」はもはや珍しい病気ではなく、**誰もがかかる可能性があるのです。**

そこで重要となるのは、何よりもきちんと専門医の診察と適切な治療を受けることです。しかし、実際に医療機関を訪れている人や治療を行っている人は、ほんの一部に過ぎないといわれています。本人は言うに及ばず、家族や周囲の方も、気になる様子に気づいたらできるだけ早期の受診を勧めていただきたいものです。

具体的な治療方法としては、抗うつ薬を中心とする薬物療法と、認知行動療法などによる精神療法があります。6カ月くらいの治療で6割から7割の症例が回復するとされています。一部には症状が長引くものや、回復後に再発することもありますが、多くの症例が、比較的短い治療期間で回復します。

✔ コントロールできない憂うつな気分がずっと続く。うつ病はどんな人でもかかる可能性がある「病気」であるということを、正しく理解しましょう。

6 早期発見、早期対応が大事

ある日の面接室

ここしばらく、気分がすぐれないことが多いようなのですが……

まるで他人事のように話すのは、企画判断職のAさん（40代後半、男性）です。半年前に次長に昇格し、それと同時に新たなプロジェクトのサブ・リーダーを務めています。

そのプロジェクトにかかわるようになったころから、心身の不調を自覚するようになったと言います。にもかかわらず、日々の忙しさにかまけて今日まで誰にも相談することはなかったとのこと。

単身赴任のため、ご家族にも話してはいないそうです。

生活状況や症状などを聞くと、**集中力の低下、憂鬱な気分、仕事上のミスが増えた**、といったことを述べられました。また、身体面でも、**寝つきが悪く朝早く目覚める、疲労感・倦怠感がある、食欲不振、首や肩の凝りがある**などの症状を訴えられました。

Aさんの口調は事務的で分かりやすいのですが、切迫感のようなものが伝わってきません。そのことが、今まで周囲の人に気づかれずにきた理由でもあるようです。

私は上記の気分変調や身体症状を**「うつ」のサイン**かもしれないと「こころの病気」を疑い、Aさんにすぐ医療機関を受診することを勧めました。

◎まずは偏見をなくすこと

前項では、今や「こころの風邪」といわれるほど身近になった「うつ病」（気分障害）を取り上げました。

「うつ病」は、広く知られるようになってきたとはいえ、精神科や心療内科などの医療機関を受診することには、一般に何がしかの抵抗感があるように見受けられます。

その要因は、苦しんでいる方自身も含めて、まだまだ根強く残っているこころの病気に対する偏見にあると思われます。

しかし、前回も述べたように、「うつ病」の原因は、脳内物質（セロトニン、ドーパミンなど）の不足により脳神経の伝達がうまくいかなくなるといった、機能の異常であることが分かっています。

次項のコラムで紹介するように、医学も日進月歩で発達しています。今後さらに病気の原因や治療法が解明されていけば、こころの病気に対する偏見も払拭され、苦しみを抱えている人が早期発見、早期治療にこころ置きなく向き合えるようになると思います。

◎「うつ」のサインを察知する

早期発見、早期治療には、**本人の症状への自覚**もさることながら、**周囲の人が彼／彼女のメンタルヘルスの不調に気づき、早めに医療機関や相談機関への受診を勧めること**ができるかどうかにもかかっています。

そこで、「うつ病」のサインについて述べておきましょう。「うつ病」かどうかをチェックする項目は、インターネットで検索すれば膨大な数のサイトが見つかりますが、ここでは、周囲（とくに職場）が気づくことのできる変化に絞って紹介したいと思います。

うつ病が疑われるサイン
（周囲が気づく変化）

▼以前と比べて表情が暗く、元気がない。
▼体調不良の訴え（体の痛みや倦怠感）が多くなる。

▼仕事の能率が低下し、ミスが増える。
▼周囲との交流を避けるようになる。
▼欠勤、遅刻、早退が増えた。
▼趣味やスポーツ、外出（の話題）をしなくなる。
▼飲酒量が増えた。

出所：「地域におけるうつ対策検討会」（二〇〇四年一月）報告書より（一部改変）

これらに当てはまることに気づいたら、彼／彼女に傾聴の姿勢で接してほしいと思います。ただし、本人が気を遣ってつらい気持ちを周りに気づかれないように振舞う場合があります。そこで望ましい対応としては、信頼、安心感、温かさを感じさせる言葉を掛けてあげることです。

たとえば、「もし、私でよかったら話を聞かせてくれる？」「なかなか人には相談しづらいよね」という感じで。

自然な態度で結構です。あなたの一言が救いの手となる可能性は十分にあるのですから。

✔ **周囲の気づきが、「うつ」の早期発見・早期回復につながります。**

Column ①

うつ病が血液検査で判る？

二〇〇九年、新聞に「うつ病、血液検査で診断　白血球の遺伝子反応に着目」という見出しの記事（朝日新聞二〇〇九年七月一一日付朝刊）が載り、話題になりました。血液検査で、「うつ病」かどうかを診断する方法を、厚生労働省の研究班が開発したというのです。

その検査は、「うつ病」の患者と健常者では白血球の遺伝子の反応が微妙に異なることを利用したものです。研究班は白血球の遺伝子がストレスで変化することに着目し、それをうつ病の診断に使えないかと調べました。その結果、約3万個の遺伝子の中から、神経伝達や免疫などに関する24の遺伝子が、「うつ病」患者と健常者で異なる働き方をすることを突き止めたのです。

そして、医師の面接によって「うつ病」と診断された17歳から76歳の患者46人と健常者122人を分析した結果、「うつ病」患者の83％（38人）、健常者の92％（112人）で、特定の遺伝子が突き止めたとおりに反応し、正しく判定できたとのことです。

この検査を本格的に実用化するにはまだ時間がかかりそうで、血液検査による「うつ病」診断に対する議論もまだ緒に就いたばかりのようです。ただ、この検査が実用化、普及すれば、専門外の医師が診察する際に、これまで見過ごされてきた「うつ病」患者を適切な治療に結びつけることが期待できると思います。

7 こころの不調は〝気合い〟では治らない

ある日の面接室

これまでひどいことを言ってきた、自分自身を許せないのです。

まるで懺悔でもするかのように語るのは、営業職のA課長（40代後半、男性）です。じつは現在、Aさんご本人が「うつ病」のために休職中なのですが、かつて自分の部下が「うつ病」にかかって苦しんでいたときには「がんばれ」と励ましていたそうです。

当時、Aさんは部下のために良かれと思ってひたすら叱咤激励していたそうです。今回、自身が「うつ病」になってみて、激励されることのつらさにまともに打ちのめされ、部下に対する申し訳ない気持ちと後悔の念にさいなまれていると言います。

「うつ病」患者の多くは、**傍目には元気がなく、生気がないように思われる**ため、つい励ましてあげたくなります。しかし、**動きたくても動けない状態**であり、**本人としては一生懸命に症状と向き合っているの**です。したがって、安易な激励は追い打ちをかけることになりかねません。

自己評価が低くなり、自分を責めることも「うつ病」患者には**しばしば見られる**ことです。

私はAさんの悔いる気持ちを受け止めつつ、「過去と他人は変えられない」ということを共に確認し、今はご自身の病気に向き合うことを大事にしましょうと申し出ました。

こころの病気と科学の関係

今回は、メンタルヘルス不調と科学の関係について述べたいと思います。こころの形は見えないので、「こころの問題は気の持ちよう」などと言われてしまいがちです。しかし現代科学では、こころの問題のメカニズムなどが徐々に明らかになってきているのです。

いまや「こころの風邪」と言われるほど身近になってしまった「うつ病」も、その原因が科学的に解明されてきています。「うつ病（気分障害）」とは、気分の落ち込み、激しい悲哀感や虚無感が続き、日常生活に支障を来すようになってしまうこころの病気でしたね。

これまでにも述べてきたように、「うつ病」でやる気の出ない状態が続いているのは、その人の**こころが弱いからでも、甘えているわけでもありません。**たとえば、「うつ病」の原因の一つに、「脳内神経伝達物質のバランスの乱れ」をあげることができます。

ストレスなどによって、セロトニンやノルアドレナリンといった脳内の神経伝達物質の働きが悪くなり、それによってうつ的な症状が起こるといわれています。これらの脳内神経伝達物質は、不安などの気分（情動）を調節し、脳のさまざまな機能に影響を与えているといわれています。そのため、この働きが悪くなると憂うつ感などを引き起こして「うつ病」の症状が現れるようになります。

今日、ある種の「抗うつ薬」による「うつ病」治療では、脳内神経伝達物質のバランスの乱れを修正することで症状を改善しています。このように、ある治療法が病気の症状やけがに対して効果があるという証拠・根拠のことを「エビデンス（evidence）」といいます。

こころの病気に関しては、これまで十分なエビデンスが示されてこなかったため、誤解や偏見によってとらえられていたことも否めない事実です。そのため、**一見して元気がなく、生気がないように思われる**メンタルヘルス不調者に対して、私たちは**つい「がんばれ」などと励ましの声**を掛けてしまいたくなります。

しかし、科学の日進月歩の発達とともに、こころの病気に対する見方も確実に変わっていくことでしょう。したがって、念を押すようですが、こころの病気は**決して「気の持ちよう」や「性格の問題」によるものではない**のです。そう、こころの不調は決して〝気合い〟では治らないのです。

✔ 本人は「なぜ他の人と同じようにがんばれないのだろう」と思いつめています。安易な言葉がけには十分気をつけましょう。

8 うつ病の人とどのようにかかわるか

ある日の面接室

うつ病の部下とのかかわり方を教えてほしい。

相談に訪れたのは、総務部のA次長（50代前半、男性）です。部下で「うつ病」の診断を受けているBさん（30代前半、男性）と、どのように接していけばいいのかというご相談です。

Bさんは、もともと几帳面で仕事を丁寧にこなしていくタイプですが、約半年前からケアレスミスが目立ち、以前とくらべて覇気がなくなってきました。Bさんの様子が気になったAさんは、Bさんと面接し、医療機関を受診することを勧めたそうです。

信頼するA次長からの助言を受け、Bさんは程なく心療内科を受診しました。その結果、軽度の「うつ病」と診断されました。現在のところは休職するほどではないが、治療を続けながら、職場では配慮をしてもらうことが必要との意見が付けられていました。
カウンセラーとしては、**うつ病という病気**の特徴と、**うつ病の人への対応において気をつけておく点**を説明し、今後は医療機関およびカウンセリングルームとの連携を図りながら、Bさんを支援していくことを提案しました。

◎うつ病の人への対応方法

うつ病は病気です。病気である以上、その原因は、その人のこころが弱いからでも、甘えているわけでもないということです。また、症状として**やる気の出ない状態が続く**ように見受けられる場合が多いですが、それは決して「気の持ちよう」や「性格の問題」によるものではないことはここまでですでに確認しておきました。

もしも、あなたの家族や同僚がうつ病になったとしたら、どのように接したらよいでしょうか。ここでは、**うつ病の人への対応方法**について、基本的なことを提示したいと思います。

まず何よりも、身近な人としての**理解と支援**、**適切な接し方が大切**となります。そのためには、先述した病気として「うつ病」を理解したうえで、その人の話をしっかりと**「聴く」**ことが求められます。

そこでは、あくまでも共感的に気持ちを受けとめることが大事です。一方、前回の事例で紹介したような**「叱咤激励」は禁物**です。

とはいえ、「励まし」「がんばれ」は禁句となれば、いったいどんな言葉を掛けたらよいのか戸惑ってしまいます。そこでポイントの一つとして、**その人の病んでいる部分に触れるのではなく、健康な部分に注目して評価する**ことをあげることができます。

そして、不用意に励ますことは厳禁でも、希望を与え、不安を和らげるような接し方をすることは大きな支えとなります。「そのうちきっと回復します」「ぼちぼちやっていきましょう」といった言葉です。

さらに次項で詳しく説明しますが、**転居や退職、離婚などの重大な決定は延期するように促す**ことです。後で後悔し、かえって症状が悪化する場合が多いからです。

✔ うつ病を「病気」として理解したうえで、不安を和らげることを意識した接し方をこころがけましょう。

Column ②

うつ病とメタボの関係

最近「うつ病」に関連して明らかになりつつあることを紹介しておきます。それは、「うつ病」と「メタボリック症候群」の関係についてです。

肥満や血糖値、血圧の異常が重なる「メタボリック症候群」と、「うつ病」の発症に何らかの関連があると言われても、ピンとこないかもしれません。ところが、九州大学の最近の調査で、「メタボリック症候群」の男性は、そうでない男性に比べ、「うつ病」になる恐れが2倍以上もあることがわかったとのことです（二〇一〇年六月発表）。

そこでは、二〇〇七年の検診で腹囲や血圧などを測定した40歳以上の男女3025人に、うつ病の診断に使われる質問票に答えてもらい、抗うつ薬を飲んでいるかなどを尋ねました。

その結果、「メタボリック症候群」の男性はリスクが2・3倍だったそうです。なかでも、胴回りのサイズが大きい人、善玉コレステロール値が低い人に、その傾向が強かったようです。

女性には、うつ状態と「メタボリック症候群」の関連性は見られませんでした。「メタボリック症候群」と「うつ病」との関連性の原因はよくわかっていないそうです。九州大学の研究チームは、「メタボ症状が出ない程度の小さな脳梗塞ができ、うつ病につながっているかもしれない」と推測しています。

「メタボリック症候群」について、とても他人事とは思えない筆者としては、驚きと恐れを感じざるをえません。

9 ライフイベントとストレス

ある日の面接室

とくに思い当たることはないが、気分が沈んでしまいがちです。

そう話すのは、最近転勤で異動してこられた、A課長（30代後半、男性）です。Aさんは、今回の人事異動で係長から課長に昇進し、新たな部署でも意欲的に部下とコミュニケーションを図り、職場のチームづくりに取り組んでいる最中でした。

ところが、1カ月ほど前から訳もなくイライラするようになり、帰宅すると逆に気持ちが沈んでしまい、何も手につかないことがあるそうです。

私はまず、Aさんの生活状況をじっくりと聴かせていただくことにしました。すると、今回の異動によって、Aさんは**複数のライフイベントを一度に体験したことがストレッサーになっ**

ていることが確認できました。

ざっと思い浮かんだことだけでも、**「人事異動」「抜擢に伴う配置転換」「単身赴任」「引越し」**があります。

ただ、日本の場合、Aさんの事例は珍しいことではなく、**サラリーマンの多くが経験する可能性があります**。Aさんとは、その後も継続して面接することになりましたが、私には、勤労者のライフスタイルについて、改めて考える機会となりました。

ライフイベント法によるストレス測定

あなたにとってのストレスは何ですか。こう問われたら、どう答えますか。

ある特定の人間関係、仕事の負担といったように、多くの人が日常生活にかかわる事象をストレッサー（ストレスをもたらすもの）としてあげるのではないでしょうか。

しかしながら、もともとストレスの原因とは、もっと広範囲にわたるものとされています。たとえば寒暖の差や大気汚染といった環境的な変動も、十分にストレスをもたらすのです。

そこで今回は、日常的に持続するストレッサーとは別に、生活上の出来事がもたらすストレスの度合いについて、紹介することにします。

これは、外界から被るストレッサーを、客観的に定量化しようとしたもので、ホームズとレイというアメリカの学者が開発した「ライフイベント法」といわれるものです。

「ライフイベント法」とは、さまざまな生活上の出来事、たとえば**「転職」「結婚」「単身赴任」といったライフイベントごと**にかかってくるストレスの負荷を数値で表します。

五千人を調査対象として、過去十年にわたる生活上の出来事を想起してもらい、合計43項目からなる調査項目を分析したものです。

日本でも、ホームズらの作成した「ライフイベント法」をもとに、日本の勤労者に合うように改編が施され（夏目誠、村田弘　一九八八年）、調査が実施されています。

◎良い出来事もストレスになる

ストレスをもたらすライフイベント

①配偶者の死	83	⑦病気やケガ	62
②会社の倒産	74	⑧多忙による心身疲労	62
③親族の死	73	⑨300万円以上の借金	61
④離婚	72	⑩仕事上のミス	61
⑤夫婦の別居	67	⑪独立・起業する	61
⑥会社を変わる	64	⑫単身赴任	60

※数字はストレス度（ストレッサーの強さ）
出所：夏目の勤務者調査 1988.

表は、夏目氏が、1630人の勤労者を対象に、個々の生活上の出来事についてストレスの程度を百点満点で点数をつけ、それらの平均を算出したものです。点数が高いほどストレスの度合いが強いことを示しています。

本調査の結果では、「配偶者の死」の83点をトップに、「親族の死」「離婚」「別居」などが並んでおり、大きな傾向として、大切な人との別れに伴う「対象喪失」が相対的に強いストレッサーになっていることが見てとれます。

また、「会社の倒産」や「会社を変わる」「仕事上のミス」など、仕事にまつわる出来事も目立っています。

ストレスをもたらす「ライフイベント」は、何も**喪失体験や生活を脅かす出来事だけとは限りません。**

11位には「転職」（独立を含む）が入っていますし、表には記載されていませんが、たとえば26位「抜擢に伴う配置転換」、28位「結婚」といった一般的に良いと思われる出来事でもストレスがかかるという結果が出ています。

課長に**昇進**した人が程なく抑うつ状態になったり、家を**新築**したばかりの人が**メンタルヘルス不調**に陥ったりすることは、しばしば耳にするのではないでしょうか。

もちろん、ライフイベントの受けとめ方には個人差があり、すべての人が同じようにストレスを被るわけではありません。そのことを念頭に置きながら、**良い出来事でもストレスになりうる**ということを肝に銘じて、**予防と早期発見・対応**をこころ掛けていきたいものです。

✔ 何が大きなストレスをもたらすのかは人それぞれ。
昇進・結婚など一見良い出来事に思えるものにも注意が必要です。

10 自分を受け容れるということ

ある日の面接室

最近、ようやく自分を受け容れることができ、気持ちが楽になってきました。

今回のクライエントは、OLのAさん（30代前半、独身）です。Aさんが、カウンセリング面接を受け始めて、約一年半が経とうとしています。周囲との人間関係に息苦しさを感じて、来談されました。

Aさんは大学卒業後、現在も勤めている商社の事務職に従事してきました。地道に与えられた仕事をこなし、よく気配りができると周囲からの評価も高いようですが、本人は自信がもてず、内心ではいつもおどおどしていると言います。

定期的に面接を重ね、Aさんの**育ちや生活暦**を聴いていく中で、ご両親からあまり愛されてこなかったという思い、そして自分に対する不全感等、**自己を受け容れられないで苦しんでいる**ことが多く語られました。これは、Aさんが自らのこころの特徴を知る作業でもあります。

私は、Aさんのこころの内にあるしんどさをお聴きすることに力を注ぎました。また、時にはいっしょに、Aさん自身が種々の刺激に対してストレスかどうかを判断する**「認知的評価」のあり様を点検**したり、**「ものの見方」を見直していく**作業をお手伝いしてきました。

そして、ようやく**自己受容**ができるようになってきたAさんが述べたのが、冒頭の言葉でした。

自己受容の大切さ

現代社会はストレスに満ちているといわれていますが、皆さんにとって、ストレスをもたらすものとは何でしょうか。

ストレスの原因であるストレッサーには、まずは仕事や人間関係などにまつわる日常的に持続して生じるものがあげられます。また、以前に触れた「ライフイベント」、つまり「人事異動」「結婚」「転居」といった生活上の出来事に伴って発生するものもあります。突発的な事故や災害、自然環境の変化などもストレッサーと成りえます。

いずれにしても、自身を取り巻く環境から受ける刺激をストレッサーとして受けとめるかどうかは、「認知的評価」によるところが大きいのです。人は環境から刺激を受ける際に、それがストレスフルなものかどうかを判断してから、その刺激を処理します。その判断のことを「認知的評価」といいます。

そして、その**「認知的評価」のあり様と密接にかかわっている**のが、その人の**性格やパーソナリティ特性**なのです。さらに、性格が形成されていくうえで、大きな影響を及ぼしているのが、その人の**生育暦や過去の重要な他者との人間関係**といわれています。

少子高齢社会や地域コミュニティの解体といった大きな傾向はあるにせよ、今日では家庭のあり方をはじめ、人が育つ環境はじつにさまざまで、ますます多様化する傾向にあるといえます。

ただ、どのような境遇のなかで性格形成を遂げたにせよ、大事なことは、**自分自身をある程度受け容れられている**ということが、**安定した自我状態を実現し、ストレスの負荷を受けにくい「認知的評価」の有り様をもたらす**と考えられます。

◎それも自分の一部だと受け容れる

一般に、対人コミュニケーションにおける「受容」(acceptance) とは、相手の話す内容に評価や判断を加えず、それをそのまま受け取ろうとする態度や技法とされます。

人は、受容的な態度や姿勢で話を聴いてもらう体験をすると、苦しみやしんどい気持ちを素直に吐露できるようになります。

こころの内にあるさまざまな不安や苦悩、あるいは怒りなどの感情を言葉にして表現すると、その苦痛が軽減され、安堵感や安定感を得ることができます。

これを精神分析の用語では、「カタルシス効果」(cathartic effect) と呼び、こころの「浄化作用」ともいいます。そして、「カタルシス効果」によって、自らの抱える悩みや問題の解決に向けた力が湧いてくるようになると考えられます。

「受容」の効果は、他者を支援することだけではなく、先述のように自分自身を支え、さらに開かれた人格、つまり「オープンマインド」を実現していくうえでとても大切なことなのです。

思想家の内田樹氏は、『呪いの時代』(新潮社、2011年) という著書の中で、「オープンマインド」を実現している人について、以下のように述べています。

「自分の中にある高潔な部分も卑猥な部分も、勇敢な部分も臆病な部分も、寛容な部分も狭量な部分も、すべて受け容れ、それらを『折り合わせて』、とにもかくにも統一的な人格を維持している人間のこと」。

自己受容の核心を見事にとらえている記述だと思います。

やはり、自らのいろいろな部分を受け容れ、**I am OK. と思える**ことが、**You are OK. と相手も受け容れることにつながる**のだと思います。

✔

自分をまるごと受け容れることができれば、
ストレスの負荷を受けにくい「認知的評価」につながります。

Part Ⅱ

働く人のメンタルヘルス

11 見逃せないストレスの環境要因

ある日の面接室

うちの部署からメンタルヘルス不調者が続出しています。

こう話すのは、品質保証部のAさん（30代前半、男性）です。Aさんの所属する部署では、この1年間に、じつに3人も**メンタルヘルス不調による休職者**が出ているとのことです。

私はまず、この間の部署の状況をお聴きしました。すると、1年3カ月前、職場の組織体制が変わり、上司（課長）が他部署へ移籍した、しかし、当該ポストは欠員のままであり、直属の上司が部長という構成になったそうです。

それまでのように業務の相談を気軽にできる相手がいなくなり、判断に困る場面が頻発するようになりました。そこで、Aさんは思い切って部長に相談してみました。ところが、部長からは「自分で考えるように、それも仕事だ」と言われ、かえって突き放されてしまったとのことです。

ほどなく、一人目のメンタルヘルス不調による休職者が出たといいます。これは、**環境に起因するストレッサーからメンタルヘルス不調**となったケースといえます。**職場環境にも問題があると**判断した私は、Aさんの同意を得た上で**労働安全衛生部門**の担当者に連絡し、対策を協議することにしました。

個人的なこころの問題だけではない

メンタルヘルス不調は、一般に当事者のこころの問題としてとらえられがちです。

しかし、ストレス学説の生みの親であるセリエが、「あらゆる要求に対し、生体が起こす非特異的反応」とストレスを定義しているように、人を取り巻く**環境がメンタルヘルスを損ねることに大きな影響を及ぼす**、といえます。

人間関係などによる不安、抑うつ、怒りといった情動面でのストレッサーに限らず、有害物質の体内への侵入、寒冷や騒音など、ストレス反応を生じさせる刺激はじつに幅が広いのです。

これらのように、**環境に起因するストレッサーからのメンタルヘルス不調**に対しては、**当事者の置かれた状況を是正していく**ことも必要になってきます。

環境要因は、大きく二つに分けられます。一つは、就職、昇進、転職、結婚、転居、改築、介護、事故、過重労働といった、まさに、環境の変化によるストレスのことです。

もう一つは、離婚、失恋、近親者との死別、ペットの死、子の独立、失業、トラウマ体験といった、喪失体験やショックな出来事との遭遇によるストレスを指します。

これらのように、ストレスフルなライフイベントをどれだけ体験したか、あるいは日常生活の中でイライラするような些細な出来事の積み重ねが、**メンタルヘルス不調**と深く関係しているといえます。

つまり、**「環境—人」の関係に注目する**ことが重要なのです。

したがって、メンタルヘルス不調者の援助を行う際には、本人へのケアは不可欠ですが、それとともに、環境面のストレス要因を見ながら調整を図っていくことも必要になるといえます。

◎生活モデルに基づく気配りを

病気や心理的問題を個人の病理や疾患としてとらえ、その原因を探り、治療しようとする立場を**「医学モデル」**といいます。

それに対して、問題となる因果関係を個人と環境との関係性に着目し、それらが相互に影響される関係にあるとする立場を**「生活モデル」**といいます。

たとえば、ある種の感染症の場合、医療機関による治療や投薬だけでは治らないことがあります。患者本人の生命力は言うに及ばず、生活状況や衛生状態といった環境要因が、予後や感染拡大に大きな影響を及ぼします。

また、「生活モデル」は種々の社会問題への対応にも有益な知見をもたらします。たとえば、大学生の就職活動を例にあげて見てみましょう。

一般に不況下では、学生は就職難に直面する傾向にあります。景気が低迷して雇用情勢が良くなければ、企業からの内定がなかなか得られないのは仕方ないところもあるように思います。そのような状況にあっては、学生の努力不足だとして一方的に責めるのではなく、雇用者側の企業に対しても、採用の枠を広げてもらうよう働き掛けていく必要があるのではないでしょうか。

メンタルヘルスの問題についても、不調者本人だけに原因があるとするのではなく、**「生活モデル」**の視点からその人を取り巻く環境を改善していくことが、重要な課題となります。とくに、休職者が出た部署では、改めて職場環境を点検し、業務負担の状況や人間関係、雰囲気も含めた**環境要因**を見直していただきたいと思います。

✔ 個人のこころの問題だけではなく、環境―人の関係に注目し、生活モデルの視点からとらえなおす必要があります。

Column ③

職場でのハラスメント

私たちが「ハラスメント」という言葉を使うようになったのは、いつ頃からでしょうか。すでに日常語として定着している感が強く、今更説明するまでもないかもしれませんが、ハラスメントとは、嫌がらせ、あるいは相手に不快な思いをさせて迷惑をかけること、という意味ですね。

一口にハラスメントと言っても、30種類以上もの概念に分類されるそうです。また、各ハラスメントの提唱者によって定義や使い方がまちまちで、重なっている場合も多いとされます。さらに、ハラスメントをめぐる問題には、ハラスメントかどうかの判断がしづらく、境界線がわかりづらいことが指摘されています。

ここでは、職場でよく起こりうるハラスメントについて整理してみたいと思います。

・セクハラ（セクシャル・ハラスメント）：「性的嫌がらせ」のこと。時・場所をわきまえずに行われる、相手を不愉快にさせる性的言動のすべてを指す。また、性的役割の偏見による、女（男）はこうだという思い込みを相手に押しつけて不快な気分にさせるケースも含まれる。

・パワハラ（パワー・ハラスメント）：職務上の地位や人間関係などの優位性を背景に業務の適正な範囲を超えて精神的・身体的な苦痛を与える行為。指導・業務命令などに隠れて表面化しにくく、近年ではパワハラが原因で自殺に追い込まれる事例も起きている。

・モラハラ（モラル・ハラスメント）：広義には、道徳上許されないような迷惑を他者にかける行為・嫌がらせ全般とされる。狭義には、具体的な言葉・態度・文書により、日常的・継続的に精神的な嫌がらせを陰湿に繰り返す迷惑行為を指す。
・マタハラ（マタニティ・ハラスメント）：妊娠・出産・育休などを理由とする、解雇、雇い止め、降格などの不利益な取り扱い。たとえば、非正規の社員が、契約更新を前提にしていたにもかかわらず、妊娠したことを伝えると雇い止めとなったといったケースなど。マタハラの言わば父親版を、パタハラ（パタニティ・ハラスメント）という。

ハラスメントへの対策として、国も法的な枠組みによる対応を進めてきています。たとえば、セクハラについては、男女雇用機会均等法の改正により、企業には対策・防止策などを行う配慮義務ができました。また、マタハラも、育児・介護休業法の改正などにより違法として位置づけられました（二〇一七年一月）。さらに、二〇二〇年六月には、パワハラの防止に関する法律も施行されます。

「そんなつもりはなかった」としても、知らない間に自分が加害者になってしまうこともあります。ハラスメントの予防には、まずは一人ひとりが自らの言動を意識し、他者を不快にさせていないか注意していく必要があります。

⑫ 職場ぐるみのメンタルヘルス対策を！　その1

ある日の面接室

気になる部下がいるのですが……

ご自身のことではなく、最近、様子が気になる部下のことで相談に来られたのは総務部の課長Aさん（40代・男性）です。

部下のBさんは30代前半の男性で、係長候補と目される有能な社員であるとのことです。ところが、3カ月ほど前から職場での様子に変化が見え始めました。もともと几帳面で周囲への配慮も欠かさないBさんでしたが、些細なミスを重ねるようになってきたと言います。

また、以前と比べて表情が暗く、笑顔も見られなくなりました。何よりも、勤務時間中にお酒の臭いを漂わせていることがあり、生活状況も含めて大いに気になるとのことです。

A課長はタイミングを見計らい、Bさんに「最近の調子はどうか」と声を掛けました。Bさんは、「あまり調子は良くない」とは言うものの、それ以上は何も話そうとしません。そこで、A課長は「カウンセリングを受けてみては」とBさんに勧めてみましたが、「私はおかしくありません」とかたくなに断ったそうです。

私は、Aさんの来談に感謝とねぎらいの言葉を伝えるとともに、**「メンタルヘルス指針」**の中の**「ラインケア」**として、共にBさんの様子を見ながら支えていきましょうと提案しました。

……次回につづく。

職場におけるメンタルヘルス対策の法的枠組み

今回は、職場組織によるメンタルヘルス対策の現状や課題について述べたいと思います。あまりよく知られていませんが、事業場などの組織は、法律によってメンタルヘルス対策を行うことが義務づけられています。

その法律は、**労働安全衛生法**（一九七二年法律第57号）で、「労働災害防止のための危害防止基準の確立、責任体制の明確化及び自主的活動の促進の措置を講じる等……職場における労働者の安全と健康を確保するとともに、快適な職場環境の形成と促進を目的とする」とされています。

この法律によって、各事業場には、産業医や安全管理者の配置、安全衛生委員会の設置など、その活動において必要な要件を免許や技能講習、特別教育といった形で満たすことを義務づけているのです。

メンタルヘルス対策に関しては、特に二〇〇六年に改正労働安全衛生法が施行されるとともに強化されています。そこでは、**「労働者の心の健康の保持増進のための指針（メンタルヘルス指針）」**が公示されるなど、メンタルヘルスケアの取組みが、法令面からも求められるようになってきています。

その背景には、今日の勤労者のこころの健康をめぐる状況が悪化してきているということがあります。

◎「メンタルヘルス指針」の基本的考え方

本指針では、事業場におけるメンタルヘルスケアが適切かつ有効に実施されるよう、その原則的な実施方法について定めています。

まず、事業場は、自らがメンタルヘルスケアを積極的に推進することを表明するとともに、衛生委員会などにおいて十分調査審議を行い、「こころの健康づくり計画」を策定する必要があります。また、その実施に当たっては、下記の「四つのケア」が継続的かつ計画的に行われるよう、関係者に対する教育研修と情報提供を行うことが求められます。

それによって**「四つのケア」**を効果的に推進し、職場環境などの改善、メンタルヘルス不調への対応、職場復帰のための支援などが円滑に行われることを目指します。

①セルフケア

ストレスへの気づき、ワーク・ライフ・バランスの実現に向けた働き方の見直しなど。

②ラインによるケア

職場環境の改善、従業員のメンタルヘルス不調への気づき、産業保健スタッフなどとの連携など。

③事業場内産業スタッフなどによるケア

リラクゼーションなどの実施、健康管理室やカウンセリングルームにおける随時相談、職場復帰判定など。

④事業場外資源によるケア

医療機関などにおける治療とカウンセリング、職場復帰支援プログラムの実施など。

これら4種類のケアを従業員のニーズに応じて組み合わせ、メンタルヘルスケアが実施されることになります。

「メンタルヘルス指針」では、まず①のセルフケアによって労働者自身が健康の保持増進に努めることを義務づけています。

したがって、職場ぐるみのメンタルヘルス対策においても、決して組織任せにせず、できるだけ本人が自身のストレスやメンタルヘルスの状態に気づき、コーピング（対処）方法の獲得や過重労働にならないようなこころ掛けが必要であることはいうまでもありません。

✔ 組織はメンタルヘルス対策を行うことが法律で義務づけられています。
本人はもちろん、組織（事業場）として「こころのケア」に真剣に取り組まなければなりません。

13 職場ぐるみのメンタルヘルス対策を！　その2

ある日の面接室

気になる部下がいるのですが……


（前回のつづき）

総務部課長のAさんは、最近の様子が気になる部下Bさん（30代前半の男性）のことで相談に来られました。

タイミングを見計らい、Bさんに最近の調子を尋ねたところ、あまり芳しくないとのことですが、それ以上は何も話そうとしません。そこでA課長は「社内の相談室でカウンセリングを受けてみては」とBさんに勧めましたが、「私はおかしくありません」と断られたそうです。

私は、**ラインケア**として「共にBさんを支えていきましょう」と提案しました。そこで、カウンセリングへと促すことは控え、できるだけ自然にねぎらいの言葉を掛けてもらうことと、A課長自身がいつでも相談に乗る旨を伝えてもらうことを示唆しました。そして、様子を見ながら何か変化があれば私に伝えてもらうことを約束しました。

するとと、約1カ月後に、BさんからA課長に「ちょっと相談があるんですが」との申し出があったそうです。

これは**「コンサルテーション」**という技法です。Bさんとカウンセラーの面談実施は今後の課題ですが、上司であるAさんを通して、Bさんを間接的に支えることができるのです。

上司はメンタルヘルス対策のキーパーソン

世の勤め人にとって、良い上司と巡り合えるかどうかは一生を左右する一大事といえるのではないでしょうか？　それは、メンタルヘルスにとってもじつは重要な要素なのです。

前項では、職場のメンタルヘルス対策の法的な枠組み、そして**「労働者の心の健康の保持増進のための指針（メンタルヘルス指針）」**において示された基本的な考え方と具体的な対策について述べました。

それらを踏まえて、今回はより具体的な職場での注意点やかかわりについて述べていきたいと思います。なかでも、部下を持つ上司の立場から、職場のメンタルヘルス対策を推進していくための方策をいくつか紹介することにします。

安全配慮義務の観点から部下のメンタルヘルスケアを行うことは、メンタルヘルス指針に打ち出された四つのケアの枠組みでは、前項で紹介した②**「ラインによるケア」**に相当します。職場環境の改善、従業員のメンタルヘルス不調への気づき、産業保健スタッフなどとの連携などといった**ラインケア**が十分に機能するためには、当該部署をマネジメントする管理監督者の能力と責任が大きく問われます。

つまり、**上司**という立場は、部下のメンタルヘルスに関してもキーパーソンなのです。

◎管理監督者としての上司の役割

部署を管理監督する立場にある方は、メンタルヘルス対策として、大きく二つの役割を担うことになります。それは、

①従業員（部下）への相談対応

②職場環境の改善

です。

①については、大きく二つのパターンがあります。一つは、部下から上司へ面接を求めてくる場合です。その際に気をつけることは、部下ができるだけ気兼ねなく、しかも安心して話ができるように面接の場所と時間を確保することです。

本人からの相談は、「話したいと思ったときに、話したいと思うことだけを話してもらう」ことがポイントです。また、**プライバシーに配慮**することはいうまでもありません。

もう一つは、気になる部下に対して上司から声を掛ける場合です。これについては、相談までの流れを図に示しておきます。

相談までの流れ

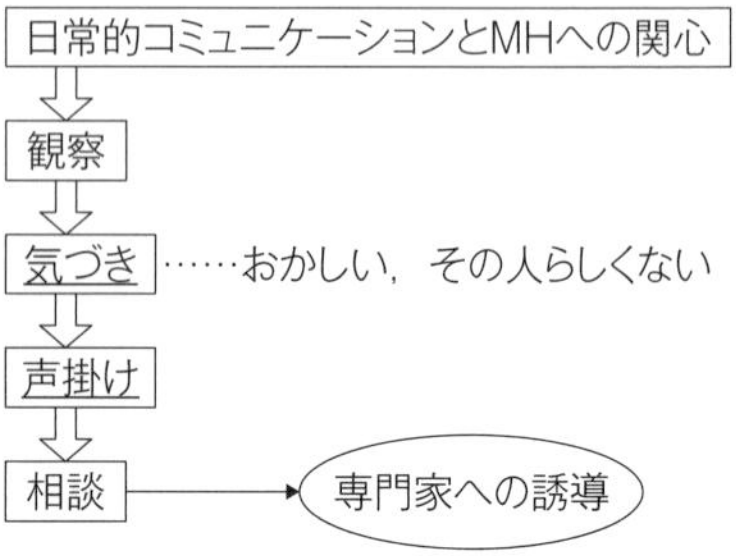

MH=メンタルヘルス

部下の変化に気づいたら、とにかく声を掛けてみることが必要です。メンタルヘルスの専門的知識がないのに声を掛けてもよいのか、と躊躇されるかもしれませんが、何よりも**心配している気持ちを伝える**ことに意味があります。

その際に注意していただきたい点は、

▼部下がどのような言語的反応をしたか。

▼声を掛けられたときの表情はどうだったか。

その両面に気を配ることです。

また、声を掛けても積極的な反応が見られないときは、

「またいつでも話を聴くよ」
「いつでも相談に乗るから」

などと伝え、プライバシーへの配慮を前提に、**産業医**をはじめとする**産業保健スタッフ、社内のカウンセラーと連携を図りながら様子を見守る**ことが大切です。

✔ 部下のメンタルヘルス不調のサインを見逃さず、「気づいている」という気持ちを伝えるだけでも状況は変わるかもしれません。

14 EAPを知っていますか？

ある日の面接室

EAPって、どうなの？

ある日、同僚のA教授からこう尋ねられました。A教授のかつての教え子で、現在は機械メーカーに勤めているBさん（30代前半、男性）から相談をされたのだそうです。

Bさんは営業職の主任として、これまで着実に仕事をこなしていたのですが、2カ月ほど前から朝の目覚めが悪くなり、今では時折、気分が落ち込みがちになるのだそうです。

Bさんの勤める会社は中規模で、事業場内には**メンタルヘルスケア**部門が整っていないそうですが、社外の**EAP**サービス機関と業務委託をしているとのことです。

これまでEAPのことを聞いたこともなかったBさんは、自身が活用することに戸惑いを感じて、恩師のA教授に連絡をしてきたというわけです。
私は、EAPの概念や、社外の機関ならではの**秘密保持**に関するメリットなどを説明し、契約内容を確認しながら利用すればよいのでは、と伝えました。

◎EAPを知っていますか

こころの健康を維持・増進していくには、自身がストレスに気づき、それに対処していくセルフケアの必要性を認識することが重要です。しかし、職場に起因するストレッサーについては、勤労者自身の力だけでは取り除くことが困難な場合もあります。

働く人のこころの健康づくりを推進していくためには、事業者による**メンタルヘルスケア**の積極的推進が求められます。それは、企業としての組織的かつ計画的な対策の実施として、適切な雇用管理や研修の実施、そしてメンタルヘルス不調者への対応に取り組むことを意味します。

たとえば、社内にカウンセリングルームなどを設置し、産業医や保健師などの産業保健スタッフやこころの専門家によるケアを受けられるようにすることは、従業員の**メンタルヘルスケア**に大いに役立つこととなります。しかしながら、ある程度の大きな規模の事業場でない限りは、自前で設けることは現実的に難しいと言わざるを得ません。

そこで、最近注目されているのが、**EAP**なのです。これはEmployee Assistance Programの略で、**「従業員支援プログラム」**と訳されています。自社内にメンタルヘルスケア機関を設けられない事業場も、社外の**EAP**サービス機関に業務委託することによって、従業員の**メンタルヘルスケア**を機能させることができるのです。

事業所の規模などに左右されないこころのケア

企業における**メンタルヘルスケア**は、当該事業場内と事業場外のどちらに設けられるかによって分かれます。大規模な事業場では、事業場内でＥＡＰが機能しているところが多いようですが、事業場内産業保健スタッフの配置が不十分な事業場では、外部ＥＡＰを活用する方法があります。

事業場内の場合は、人事部などの労務厚生部門か、健康管理機関の一部として安全衛生部門によって担われます。一方、事業場外の場合は、主にＥＡＰサービス機関によって、当該事業場とは外部委託という形で従業員にカウンセリングや電話相談を行うことが可能です。

つまり、メンタルヘルスケア体制が不十分な事業場であっても、外部ＥＡＰを利用することによって、契約企業の従業員や家族に対するメンタルヘルスケアを受けることができるのです。また外部機関ということで、**秘密保持**に関する抵抗感も低減されます。

事業場としても、ＥＡＰを導入することで、職場全体のメンタルヘルスが高まり、生産性や従業員の士気が向上するなど、多くの点でメリットがあるとされています。アメリカでは、企業の過半数がＥＡＰを外部委託によって導入しているという報告もあります。

課題としては、事業場とＥＡＰサービス機関や契約内容によって、メンタルヘルスケアのサービスにバラつきがあることです。たとえば、面接回数があらかじめ限られていたり、ある回数からは利用者に費用の自己負担が発生するなどです。

働く人だけに限らず、誰もが気軽にカウンセリングなどのメンタルヘルスケアを受けることができるよう、**社会全体が仕組みを作っていく**ことが急務の課題といえます。

✔ 中・小規模の事業場でも、外部ＥＡＰをうまく活用することで、従業員のメンタルヘルスケアを充実させることができます。

Column ④

ストレスチェック

もう受けましたか？　ストレスチェック。

ストレスチェックとは、ストレスに関する質問票（選択回答）に労働者が記入し、それを集計・分析することで、自分のストレスがどのような状態にあるのかを調べる簡単な検査です。

これは、労働安全衛生法の改正にともない制度化されたもので、労働者が50人以上いる事業所では、二〇一五年一二月から、毎年1回、本検査を常時使用する労働者に対して実施することが義務づけられました。労働者数50人未満の事業場は当分の間努力義務となっていますが、申請により助成金が受けられる制度があります。

ストレスチェック制度の目的は、まず従業員が自身のストレス状態を知ることで、「うつ」などのメンタルヘルス不調を未然に防ぐことができるということにあります。それだけではなく、働きやすい職場づくりに向けた環境の改善、さらには人材喪失が招く経営上のリスク回避にもつながります。

ストレスチェックの結果、ストレスが高い状態（「医師の面接指導が必要」という評価）の場合は、本人の申し出によって産業医による面接を受けることができます。また、その結果によっては、事業場側に仕事の軽減などの就業上の措置を実施してもらうことも可能となります。

実施に当たっては、労働者の個人情報の保護のため情報の取扱いに留意するとともに、不

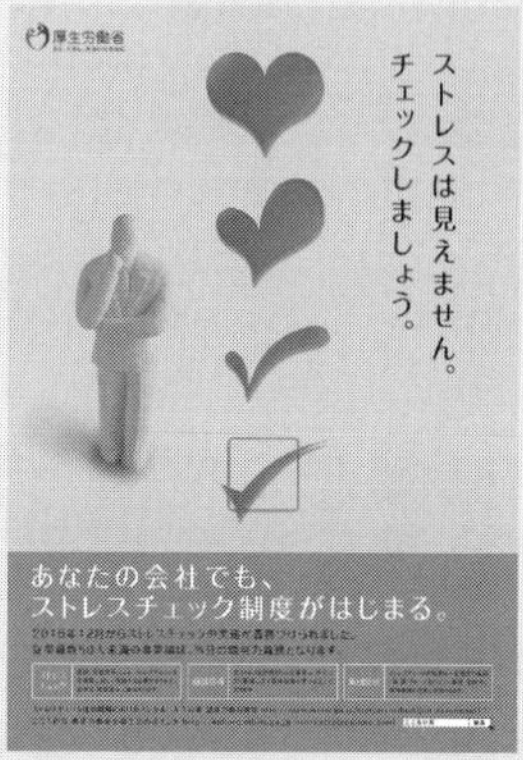
厚生労働省
ストレスは見えません。
チェックしましょう。
あなたの会社でも、
ストレスチェック制度がはじまる。

出所：厚生労働省ホームページ（http://www.mhlw.go.jp/bunya/roudoukijun/anzeneisei12/pdf/150330-1.pdf）

利益な取扱いを防止することが厚生労働省の「ストレスチェック導入マニュアル」に明記されています。たとえば、人事権を持つ職員が記入済み質問票の内容を閲覧することが禁じられている、などです。

なお、ストレスチェックの具体的な質問票のイメージについては、厚生労働省などのホームページでプログラムをダウンロードでき、必要事項を入力することで実施できるようになっています（https://stresscheck.mhlw.go.jp/）。

15 休職者とどのようにかかわるか

ある日の面接室

うつ病で休職中の同僚への連絡の仕方について教えてほしい。

こう問い掛けるのは、コールセンターに勤務するAさん（30代前半、女性）です。先月から、同僚で友人のBさん（30代前半、女性）が**「うつ病」のため休職**しているとのことです。

AさんとBさんは、もともと同期入社の友人関係で、これまでもお互いに励ましあってきた間柄だといいます。近ごろ、Bさんは顧客からのクレームへの対応について悩んでいるとこぼしていたそうで、Aさんとしては気になっていた矢先の事態となってしまいました。

Bさんのことがとても心配なAさんですが、「うつ病で休職している人には連絡しない方がいい」と聞き、どのように対応したらよいかと思い来談に至ったとのことです。

私は、**「産業医**とも相談しながら、友人として連絡を取ることは構わないが、あくまでもBさんの**気持ちを尊重しながら支えてあげる**ことをこころ掛けてほしい、場合によっては**そっとしておくことも大切」**と助言しました。

産業医を知っていますか?

本書の「パートⅠ　基礎編」にて、あなたの身近な人が「うつ病」になったとしたら、どのように接したらいいのかということについて基本的な留意事項を述べました。今回は、職場の同僚が「うつ病」で休職した場合、どう対応していけばいいのかについて紹介したいと思います。

「うつ病」と診断された人の治療自体は、精神科などの主治医のもとで行われます。事業所（会社組織など）で働く人が「うつ病」のために休職しなければならなくなった場合、当該者を支援するキーパーソンとして、産業医の存在があります。

産業医とは、**企業で働く人の健康管理を司る医師**で、50人以上の労働者がいる事業所には、産業医を置くことが法律で義務づけられています。また一千人以上の大きな事業所などでは、嘱託ではなく専従の産業医を置く決まりになっています。

「うつ病」に限らず、産業医は病気休職中の従業員と事業所の担当者の**双方と面談**し、休職者の治療と復職を**本人、主治医、職場から情報を得てサポート**していきます。このように従業員と事業所の橋渡しをしながら、産業医は主治医の意見や職場の状況を踏まえて復職の可否を判断します。

さらに、次項でくわしく述べますが、病状が良くなって復職した従業員のフォローアップも産業医の重要な仕事です。産業医はメンタルヘルス対策（厚生労働省）における**「事業場内ケア」の中心的な存在**であり、労務やカウンセリングルームなどのメンタルヘルス部門、そして当該者の上司や同僚らと連携しながら総合的なサポートを行います。

休職者への対応

一般に、「うつ病」で休職している人へは、職場から頻繁には連絡しない方がいいとされています。せっかく職場から離れて療養しているのに、本人は連絡を受けることで仕事のことを思い出してつらくなったり、焦ったりするからです。

休職者にとって、何よりも大切なのは、**まずは療養に専念する**ことです。その点は、**職場ぐるみの配慮が必要**となります。ただし、本人が職場の様子を知りたいなど、連絡を取りたいと望んでいる場合は別です。**できるだけ本人の意向を尊重する**ように計らっていただきたいと思います。

近年の不況による雇用情勢の悪化が、休職者にとって「休職することで仕事を失うのではないか」といった不安を呼び起こすことも多いようです。そこで、上司や労務の担当者は休職者に対して、休職についての会社の制度や給与に関する処遇などをしっかりと説明しておくべきでしょう。

また、**産業医に意見を求め**ながら、治療に専念することの大切さや復職への道筋について伝えることも重要です。「うつ病」の療養には、数カ月かかる場合が多く、長い人では1年以上に及びます。もしも可能であれば、**「ゆっくり休んで、しっかり治してね。あなたを待っているから」**と伝えてあげてほしいと思います。

✔

上司や担当者には、本人の休職に対する「不安」をなるべく取り除くため、休職についての会社の制度・処遇を丁寧に説明するなど、本人が治療に専念することができるような配慮が求められます。

16 そして、復職者とどのようにかかわるか

ある日の面接室

復職者にどう対応していけばいいのか教えてほしい。

来室されるなり、こう切り出したのは、品質保証部のA課長（40代前半、男性）です。つい2週間前に、「うつ病」のため休職していた部下のBさん（30代前半、男性）が職場に復帰してこられたとのことです。

Bさんは、1年間の休職期間を終え、元の職場に復帰されました。早速、会社の規定による**「慣らし勤務」**の適応を受け、Bさんは今のところ無難に出勤されているといいます。

ただ、A課長によると、Bさんを迎える部署の雰囲気が、このところ何やらよそよそしいのだそうです。Bさんにはできるだけ負荷をかけないようにとの合意は職場で得られているが、

Ａ課長も含めた皆が、まるで**腫れものに触る**ような感じで対応しており、**不自然さが漂っている**といいます。

　私は、一度Ａ課長とＢさんが一緒にカウンセリングルームに来てもらうことを勧めました。まずは十分なコミュニケーションをしていただくことで、**お互いが余計な気を遣わなくてもいい関係を築く**ことが急務の課題だと思ったからです。

休職明けのとまどいと不安

　今回は、「うつ病」で休職していた人が職場に復帰してきたら、どのようなことに配慮していけばいいのかについて紹介したいと思います。

「うつ病」で休職していた従業員の病状が回復し、産業医による職場への復帰が可能という判断が出されると、晴れて復職ということになります。

　ただし、本人の職場復帰に対する意思確認がしっかりできていなければなりません。家族や周囲の人に説得されて不本意ながら復帰を承諾するという例がありますが、このような場合は再び休職となる可能性が高いからです。

　企業によっては、復職の直前に**「試し勤務」**などと称して、職場に出てくることのみを目的として様子を見ることを実施しているところもあります。期間は１週間から１カ月程度で、本人の希望と産業医の判断が重視されます。また、試し期間中は労災適用外になるので仕事をすることは禁止となっています。

復帰後は、産業医を中心に労務や直属の上司、そしてカウンセリンググルームなどのメンタルヘルス部門による**サポートチーム**体制がつくられ、復職した従業員の**フォローアップ**を行っていきます。

復帰直後は、少しずつ段階を経ながら元の仕事量に戻していく**「慣らし勤務」**が行われます。

また、元の部署の雰囲気や人間関係も重要な判断材料となるため、場合によっては発病前の職場環境に戻すのではなく、産業医の提言に基づき配置転換を実施することもあります。

復職者への対応

復職時の**「慣らし勤務」**は、別名「リハビリ出勤」などといい、休職を終えた社員の仕事量を段階的に元に戻していくことで、復職後の負担をできるだけ減らそうとする試みです。

近年、「リハビリ出勤」の制度を取り入れる企業は徐々に増えてきており、一定の成果が上がっているといいます。

復職後のポイントとして、**「3割仕事」**をこころ掛けることが大事だとされています。これは、復職者が「休職中の遅れを早く取り戻さなければ」と焦ってしまい、ついつい頑張り過ぎてしまうことがあるからです。

周囲の方も「ぼちぼち戻ってくれればよい」という姿勢で対応し、**お互いが余計な気を遣わなくてもいい関係を築くこと**が大切になります。そのうえで、職場ぐるみで**「復職後は3割仕事」**を合言葉にしてほしいと思います。

もちろん、当面は残業をしてはいけません。職場の上司や人事担当者は、復職者の就労状況をきちんと把握しておくことが必要です。定期的に面接をし、復職者の疲労度や体の状況を話してもらいます。

また、睡眠や食事といった生活状況のチェック、職場に慣れてきたかどうかや、就労時間などの希望について本人の意向を確認することが大事です。

「慣らし勤務」は、原則3カ月から12カ月に及びます。この間は業務負荷の軽減配慮をしつつ、徐々に就業規制を緩和し、業務負担を漸増していくことになります。

そのことに関する判断は、復職者への**サポートチーム**によるサポート会議にて、産業医の指導に基づいてなされます。サポート会議は、おおむね復職後、1、3、6、12カ月目に行われます。

「慣らし勤務」を終え、無事に通常勤務への移行を遂げることができるようになれば、**サポートチーム**体制は解除となります。

✔

周囲の方は、「復職後は三割仕事」を合言葉に、
余計な気を遣わなくてもいい関係を築くよう努めましょう。

17 五月病に負けないために

ある日の面接室

社会人になったのに、こんな調子でいいのかと悩んでいます。

真剣な表情で訴えるように話すのは、新入社員のAさん（20代、男性）です。まっすぐにこちらを見つめる視線とは対照的に、表情からはかなり疲れた様子がうかがえます。

Aさんは、就職活動を一生懸命に頑張った結果、見事内定を獲得することができました。しかしながら、**入社して約ひと月**が経ったころ、**急にやる気が失せてきてしまった**とのこと。そして、将来何をしていきたいのか、考えれば考えるほど焦ってしまい、訳が分からなくなると言います。

入社当初は、社会人になったこと、そして念願のこの会社で働けることの喜びから、やる気に満ちていたようですが、5月の連休明けから**気分がふさぎ込みがちになり、あれこれと考え込んでしまうようになった**そうです。勤怠については、かろうじて出社できている状態とのことです。

私は、まずは毎日出社できていることを労い、今後のことはAさんの話を聴かせてもらいながら、一緒に考えていくことを提案しました。また、まだ社会人になったばかりであり、気分転換を図りつつ、目標はこれからゆっくり探せばいいのではないかとも伝えました。すると、Aさんの表情が少しだけ明るくなったように見えました。

五月病って病気なの？

今回は、毎年春になると話題に上る「五月病」とその対処について考えてみようと思います。

五月病は、もともと大学の新入生によく見られる症状でした。厳しい受験競争を勝ち抜いたにもかかわらず、五月の連休後くらいから、まるで反動のように目標を失って無気力に陥ってしまう状態をいいます。**近年は、学生だけでなく社会人にも似たような症状が見受けられる**ようになっています。

「病」という字が付いているにもかかわらず、じつは**医学用語ではありません**。また、一般に広く知られている言葉ですが、決まった概念や定義があるわけでもないのです。

よく見られる症状としては、抑うつ、無気力、不安感、焦りなどで、不眠、疲労感、やる気が出ないと訴える場合が多いようです。

◎五月病にかかりやすい人とは

五月病といっても、五月に症状が表れるとは限りません。近年では「六月病」という、新入社員が不安や抑うつ状態などを呈する症状を指す言葉もあるくらいです。

つまり、学校や職場などの**新たな環境に適応できず、ストレスフルな状況が心身への過剰な負荷となり、ついには発症に至ってしまう**のです。また、自身が適応できていないということがさらなる焦りを生み、悪循環にはまってしまうこともあるようです。

では、五月病にかかりやすい人と、そうでない人の違いはどこにあるのでしょうか？　五月病の発症要因は、ある種のストレスといえるため、ストレッサーをその人がどうとらえるか、また、どのように受け止めるかということに大いに関係しています。

同じようなストレッサー（たとえば上司からの叱責）がかかっても、受ける側の性格によって、それが非常に負担になる（落ち込む、へこむ……）人もいれば、「馬の耳に念仏」的な人もいるわけです。

一般的には、**まじめな人**や**几帳面なタイプ**、**物事に一生懸命に取り組む人**ほど**五月病になりやすい**といわれます。受験や採用試験など、現在の環境に至るまで頑張ってきた人ほど、目標の一時的な喪失状態の中で「燃え尽き」に似た症状を招きやすいということです。

◎五月病に対処するには

基本的には、過剰なストレス状況にある人の場合と同じで、ストレスをためないようこころ掛けることです。しかし、言うのは簡単ですが、実際にそれが実行できれば、しんどい状態にはなっていないはずですね。

そこで重要となるのが、いかにして**気分転換を図っていく**かということです。とはいえ、これもまじめな人ほど切替えが簡単にいかないかもしれません。まずは、現在の職場や学校といったストレス状況から気持ちを**部分的に切り離す**ことを意図して、**趣味や運動、娯楽に費やす時間を確保する**ように試みていただきたいのです。

また、五月病は環境の変化への不適応ということから、前部署の同僚、上司や学生時代の友人と会って話すのも良いでしょう。

それでも、なかなか改善しない場合には、医療機関を受診することをお勧めします。

いずれにしても、五月病にかかるのは**まじめで一生懸命な証拠**であると受け止め、大手を振って自分のしんどさを語ってもいいと思います。まあ、その時点では、もうかなり症状は治まっているのではないかと思いますが……。

✔
「五月病」は医学用語ではありませんが、症状は「うつ病」とかなり似ています。
油断せず早めにストレス状況から離れて、気分転換を図るようにしましょう。

18 良好なコミュニケーションのために
――立場の違いを超えて

ある日の面接室

部下が、なかなか私にこころを開いてくれません。

こう嘆くのは、総務課のA課長（50代・男性）です。Aさんは、**部下とのコミュニケーションがうまくいかない**という悩みで相談に来られました。

Aさん自身は、ふだんから課員に積極的に話しかけることをこころ掛けており、できるだけ**「同じ目線」**で相談にも乗ってあげたいと思っているとのことです。それにもかかわらず、部下はあまりAさんと長く話そうとはしたがらないのだそうです。

私は、Aさんが実際どのように部下とコミュニケーションをとっているのか知りたくて、ロールプレイをしてみることを提案しました。Aさんは快く同意してくれました。

私が部下の役を担い、Aさんに相談を持ちかける場面を試してみました。すると、私は程なく、部下の方がAさんと親密なコミュニケーションをとりたがらない理由に思い当たりました。Aさんは、言葉では何でも話してごらんというかかわりをされるのですが、何とも身構えが**尊大**に感じられ、こちらの思いを話す気持ちが一気に萎えてしまうのでした。その後、Aさんに理解していただくことは、けっこう至難の業でした。

「同じ目線」の難しさ

ストレスの少ないコミュニケーションを図るには、まず**相手の話を聴くことが大事**です。傾聴の姿勢をとることにより、相手への関心の高さを示すとともに、親密な信頼関係を築くことにつながるからです。

聴くことの専門家には、カウンセラーだけではなく、医療従事者、福祉職、法律家といった、広い意味での対人援助職すべてが含まれるといえます。では対人援助に携わる専門家は、どのようにしてサービス利用者とかかわっているのでしょうか。

それは、できるだけ利用者と同じ目線で、上下関係のないかかわりをすること。まずはそれをあげることができます。分野を問わず、対人援助職を養成するためのほとんどのテキストには、相手と「同じ目線」でかかわることが大事であるといった記載があります。

非対称の関係において、立場の弱い方はなかなかこころを開くことができないものです。しかしながら、日本では古来、援助専門職を先生と呼ぶことも多く、それがお金を払って支援を受ける場合であっても、利用者の方が恐縮してお伺いをたてるといったことも少なくありません。

確かに、身体の具合が悪くなって病院を受診するとき、いわゆる「タメ口」でお客さん然として医師に注文をつける人はほとんどいないでしょう。私たちカウンセラーの場合も、どちらかといえばクライアントに頼られる形で相談が始まることが多いです。

それほど、**「同じ目線」でかかわることは難しい**のです。ましてや、はなから上下関係がはっきりしている職場の上司が、部下から本音で信頼を寄せてもらうには、それなりの努力が必要になるといえます。

安心感のある関係を実現する

劇作家の平田オリザ氏によれば、日本語には対等な関係で褒める語彙が極端に少ないのだそうです（『わかりあえないことから』講談社現代新書、二〇一二年）。私たちは、もともと「同じ目線」でかかわることの難しい文化・社会の中で生きているのかもしれません。

それでは、いわゆる「目上の立場」にある者は、部下や後輩、利用者にこころを開いてもらうことは困難なのでしょうか。そんなことはありませんが、意識してかかわるためにはそれなりの姿勢を身につけることが求められます。

それは、**立場上優位にある者が一層意識して、相手と「同じ目線」に立つ努力をすること**です。決してへりくだる必要はありません。それはかえって不自然に受け取られてしまいます。いわば相手の気持ちを汲みながら、**「こころの目線」を合わせる**ことに努めるのです。

たとえば、保育士が子どもと向き合う時の姿勢を思い浮かべてください。幼児と同じ目の高さになるよう、膝を折ってしゃがんで話す姿勢をとっています。また介護士が、車椅子に乗った高齢者と話している場面も同様ではないでしょうか。

もちろん、「同じ目線で」かかわるとは、動作や体の姿勢だけのことではありません。むしろ大事なのは気持ちの方であり、しっかりと相手の話を聴こうと意識していれば、自ずと動作の方も相手の動きと調和してくるものです。

立場の弱い者が「この人になら話せる」と感じるための要件は、何よりも**相手に話すことへの安心感**だと思います。「この人は私の話を批判せずに聴いてくれる」、「気持ちを受け止めてくれる」といった思いは、安心して話せるからこそ生まれるものです。

そこにはもちろん、「この人に話しても秘密は守られる」ということも含まれます。

✔ 「同じ目線」でかかわるということはとても難しいことです。職場の上司・部下の関係などでは、立場の優位にあるほうが一層意識して「同じ目線」に立つよう努めましょう。

19 新人・若者とどう接するか

ある日の面接室

「ゆとり世代」への対応の仕方がわかりません。

ため息をついた後、こう漏らすのは、総務部のA次長（50代前半、男性）です。今春入社したフレッシュマン2名の配属を受けたのですが、両名とも内気な性格で自らをアピールすることがなく、仕事も概して「指示待ち」の姿勢であると言います。

そして、「近頃の若い者は覇気がないよ」とこぼしました。どこかで聞いたことのあるフレーズです。

私は、「そのお2人ともにやる気がなく、職務も怠慢なのですか?」と問いかけました。するとA次長は、「そんなことはない。根はまじめで素直なんだけど、どうも積極性に欠けるので……」と答えました。そう言いながら、どこかAさん自身も心許ない様子です。

A次長のクエッションマークに満ちた思いを聴いてから、私は**「ゆとり世代」**に関して一般的に言われていることを紹介しました。そして私なりに、**若者のプラス面を伸ばしていく**ために必要と思われることを伝えました。

社会人となった「ゆとり世代」

職場や学校に限らず、世代間のギャップはいつの時代でも共通の話題であるようです。近頃、会社などの組織において大きな課題の一つとして注目を集めているのが、いわゆる「ゆとり世代」の若手社員をどうマネージメントするかということだそうです。

一般に、**「ゆとり世代」**とは二〇〇二年度（高等学校は二〇〇三年度）からの学習指導要領による教育（ゆとり教育）を受けた世代のことを指します。生年月日でいうと、一九八七年四月二日以降に生まれた者が該当します。

この世代は、公立学校の完全週5日制導入の元に授業を受け、教科内容の一部削減や総合的な学習時間の導入など、従来の知識重視型の詰め込み教育とは異なる経験重視型の教育を受けてきたとされています。

一方、ゆとり教育に対しては、学力の低下を招いたとの批判があります。政府はすでに、二

○一一年度から施行されている学習指導要領において、ゆとり教育の見直しを図る「脱ゆとり教育」に舵を切っています。ゆとり教育の第一世代は、すでに社会人となっています。

また、**「ゆとり世代」**の若者を指して、最近は**「さとり世代」**という言葉もよく使われています。彼らも、バブル経済の崩壊後に生まれ、いわゆる失われた10年と言われる景気低迷期に幼少期を過ごした、若年層の世代的な特徴を表す言葉です。もともとはインターネットから自然発生的に広がった表現で、明確な定義はありません。

この世代のメンタリティは、物心ついたときから不景気だったせいか、大都会よりも地元への愛着が強く、浪費や高望みをしないのが特徴とされます。また、すべてにおいてほどほどの穏やかな暮らしを志向するなど、言わば「さとり」きったような価値観をもつ若者が多いことから、この世代を「さとり世代」と呼ぶようになったといいます。

◎「近頃の若い者は」とは言うけれど

「近頃の若い者はまったく……だ」などと言って、年長者が若者のあり様を嘆く場面があります。割とよく見受けられる光景でしょう。ただ、これはいつの世でも繰り返されていることではないでしょうか。

私が大学生時代を過ごした一九八〇年代には、「新人類」という言葉が流行り、何を考えているのかよく分からない若者たち、といった見方で話題となりました。その後も、「団塊ジュニア」**「ゆとり世代」**そして**「さとり世代」**などの括りや名づけのもとに、各世代へのさまざまな批評や分析が行われました。

若者を一つの世代の枠で括り、理解しようとすることにはいろいろなメリットがあると思われます。社会的な政策立案からマーケット調査まで、役に立つことは枚挙に暇が無いでしょう。ただ、話を身近なところに戻して言うと、私には「最近の若い者は」という言葉は、じつは年長者の若者に対する戸惑いや不安の裏返しでもあるのではないかと思えます。そこで、年長者の立場の方も、かつて新人であった頃のことを思い出し、こちらから新入社員に声を掛けてみることで、新たな刺激を受けることができるかもしれません。

日常的に学生と接する時間が多い筆者にも、今の若者に対して言いたいことは少なからずあります。しかしながら、何かにつけて若者を責めてばかりいても、決して前向きな展望は見えないと思います。若者の評価できる点にも注目したいものです。

筆者なりに言い換えると、若者のプラス面を伸ばすためには、**「支持」しつつ「指示」することが**重要なポイントになると思います。

✔ **「近頃の若い者は……」と嘆くのではなく、目の前の「個人」の良い面を見つけ、ともに支えあう関係をめざしましょう。**

20 新型うつ病を知っていますか

ある日の面接室

うつで休職中の若手社員が、どうもさぼっているとしか思えません。

そう話すのは、総務部のAさん（40代、男性）です。同じ部署のBさん（20代後半、男性）は現在休職中とのことですが、**とても病気には見えず、ときにはさぼっているとしか思えない**ことがあると言います。

あるとき、Bさんは上司から些細なミスを注意され、その翌日から欠勤し始めたそうです。理由は体調不良ということでしたが、その後出社してきたBさんは、いきなり上司に医師の診断書を提出して「休職します」と宣言したそうです。

診断書には、「抑うつ状態のため休養を要す」と記されていたそうです。Bさんは程なく休職となりましたが、産業医および上司との面談を毎月実施することになりました。

ある日の面談時、Bさんは最近友人と海外旅行に行ってきたと楽しげに報告したそうです。その話を聞いたAさんは、本当に休職する必要があるのかと疑問に思ったそうです。

私は、**「新型うつ病」**についてAさんに説明するとともに、Bさんに対しては**できるだけチームの中で役割を与えながら育てていくことが大事**であることを示唆しました。

若い世代に増えている新型うつ病

本書では、これまで何度か「うつ病」について述べてきました。「うつ病」の特徴といえば、「抑うつ」「睡眠障害」「自責の念が強くなる」「気力の低下」といった症状が見られ、一般的にもそのようなイメージでとらえられていると思います。

ところが最近、今までの「うつ病」のイメージには当てはまらないタイプが現われ、特に20代から30代前半の若い人たちに増えてきています。それは新型の「うつ病」として、逃避型や回避型とも呼ばれています。ところが、これは正式な診断名ではなく、典型的な「うつ病」の症状があまり多く見られないケースを総称して**「新型うつ病」**と呼ぶ場合が増えてきているのです。「現代型うつ病」と表現されることもあります。

では「新型うつ病」に当てはまる人は、どのような状態なのでしょうか。従来型の「うつ病」の場合、几帳面でまじめな人がかかりやすいとされています。一方、「新型うつ病」では、たとえば、**仕事中にだけうつ症状が現れ、退社後や休日は元気に活動する**ことが見受けられます。また典型的な「うつ病」のように自分を責めるのではなく、身近な人や社会に対して攻撃的な態度を取り、休職しても周囲に負担を掛けているという認識に乏しく、権利ばかり主張する、といった特徴が見られます。

新型の「うつ病」といわれるくらいですから、基本的には、抑うつ状態や疲労感といった症状は従来型と共通しています。ですから、**本人がしんどさを抱えていることは事実**なのです。ただ、いつも憂うつというわけではなく、自分にとってストレスフルな状況においてのみうつ状態となるため、どうしても**周囲の人から誤解や批判を受けやすく**なってしまいます。それだけに、対応にも特有の難しさがあります。

一見、仕事のときだけうつになり、休職中なのに海外旅行に出掛けるような「新型うつ病」の若者に対して、みなさんはどのような思いを抱きますか。

新型うつ病の改善に向けて

当人だけではなく周囲の人にとっても、対応が難しいといわれる「新型うつ病」ですが、ほかの病気や症状と同じく、**早めにしっかりと対処していくことが大切**であることに違いはありません。

先に述べた以外にも、過食・仮眠傾向や夕方につらい時間帯があるなど、「新型うつ病」には、これまでの「うつ病」とは真逆の傾向も見られます。

しかしながら、専門的な治療法には従来型の「うつ病」に対してと同じく、**薬による治療や心理療法が有効**であるとされています。また、**規則正しい生活リズム**を確立・維持し、**目的を持って生きる**ことが症状の改善には必要ともいわれています。

また、「新型うつ病」になる人には、家族間交流や他者との葛藤経験に乏しいなど、人間関係や性格形成における未熟さが目立つという指摘があります。そのこともあってか、「新型うつ病」の人の多くに、「周囲の人に自分のことが理解されていない」と訴える傾向が見られます。

そこで、周囲の人に求められるのは、**まず本人を理解しよう**と努めることです。「うつ病」の人に「頑張れ」という言葉を掛けてはいけないと言われますが、「新型うつ病」の場合は、ときには「頑張れ」と励ますことが本人のやる気を引き出すことにつながることもあります。**本人が達成感を味わえる程度の仕事を規則的に課す**ことも一つの方法といえます。いずれの場合にも、産業医やカウンセラーのアドバイスを求めることをお忘れなく。

✔ 「五月病」と同様「新型うつ」も、本人のしんどさに配慮し、早めに対処していくことが大切です。

Part Ⅲ

応 用 編

21 あなたはタイプA？

ある日の面接室

親友から、「あなたはこのままでは突然死する」と言われてしまったんです。

A子さん（30代、女性）は開口一番、椅子から乗り出すようにして言いました。

A子さんは独身で一人暮らしです。自然食品のルートセールスを行う営業ウーマンで、2人の部下を持つチームリーダーを任されているとのことです。

仕事は多忙で、帰宅は毎日早くても10時過ぎになるといいます。仕事にはやる気を感じているものの、つい頑張り過ぎてしまい、へとへとになって休日は寝込んでしまうこともしばしばとのこと。この度の来談は、久しぶりに会った大学時代からの親友に近況を話したところ、冒頭のように言われ、さらに相談することを勧められたからだと言います。

A子さんの話を聴いたところ、自分自身について、「**活動的で熱くなりやすく、常にせかせかと時間に追われている感じがする、ライバルには負けたくない、普段イライラしていることが多い**」といったことが語られました。典型的な**タイプA**だと思われます。

私はタイプA行動パターンについて説明し、このままだと親友の警告することも一理あるとし、A子さん自身の生活のあり様を見直してみることを提案しました。幸い、ご本人も親友の言葉に動かされるところがあったのでしょう。これから少し面接を重ねながら、自分の生き方を見つめ直してみたいと述べられました。

ストレスは個人と環境の相互作用から生じる

本書の「パートⅠ　基礎編」にて、ストレスの概念やメカニズム、そしてストレス対処の基本的な枠組みなどについて述べました。ここではもう少し焦点を絞って、ストレスの影響を受けやすい人にはどのような特徴があるのかを紹介します。

その前に少しおさらいをしましょう。今日、心理学的なストレスの概念として最も広く支持されているのは、ラザルスとフォルクマンの理論です。

彼らは「環境と人間は双方向に影響を及ぼし合う」という考えに基づき、「特定の人間と環境の関係がストレスフルなものかどうかの判断は、認知的評価に依存している」としています。

これは、環境からの要求そのものがストレス反応を引き起こすのではなく、それがその個人にとって意識的であれ、無意識的であれ、**害や脅威などをもたらすもの**であると**評価**されると、〝不安〟〝抑うつ〟〝怒り〟〝無気力〟といった**情動的なストレス反応が喚起される**ということを意味しています。

したがって、ストレス反応とは環境に代表される**外的なもの**と、個人の特性に代表される**内的なもの**との**相互作用**から生じるといえます。

◎タイプA性格が注意するべき疾患

ここでは、ストレスをもたらす内的な要因である「個人の特性」に焦点を当ててみます。

個人の特性である以上、そこに個人差が生じることは当然です。あるストレッサーに対して、誰もが同じように感じているのではないのです。そのストレッサーをどのように評価し、どうとらえるかがその人にとってのストレスの強さにつながります。そのことに多大な影響を及ぼす要因としては、大きく分けて、性格・気質などのパーソナリティと過去経験の二つが考えられます。

たとえば、前者における特徴的なパーソナリティ特性として、タイプAと呼ばれる行動パターンが見られます。

タイプAの人には、**せかせかと何でも急いでやらないと気が済まず、いつも焦っているようで、人に負けたくないといった性格傾向**があります。また、**何があっても絶対に生活スタイル**

を変えないようなところがあります。

あなたはタイプAに当てはまりませんか？　このような行動パターンは、**狭心症や心筋梗塞などの冠動脈性疾患**にかかりやすい人に特有のものとされています。このタイプAとは正反対の行動パターンを持つ、のんびり屋のタイプBの人に比べて、その危険性はじつに2、3倍も高いといわれています。

タイプAの傾向がみられる人は、まずは自分の性格傾向の特徴をよく意識することが必要です。「三つ子の魂百まで」ということわざのように、**性格は簡単に変えられるものではありません。**したがって、たとえば**「短気」から「呑気」**へと、日常生活において**少しずつリスクを改善していく**ようにこころ掛けていくことが**対策法**になるといえます。

✔ 気づかぬうちにタイプAの傾向が行動として出ていませんか？
そのストレスはあなたが生んだものかもしれません。

22 ABC理論で不合理な思い込みを書き換える
――論理療法に学ぶ

ある日の面接室

ぼくはもう、教師失格です。


小学校教師のKさん（20代後半、男性）は、深刻な表情でこう訴えました。

私はその尋常でない様子に思わず身構え、Kさんの語る言葉に注意を集中しました。そうしながらも、私のこころにはいろいろな思いが勝手に湧いてきました。何か不祥事を起こしてしまい、そのことを告白しようとしているのか。はたまた、いわゆるモンスターペアレントの理不尽な要求を受けてどうしようもなくなっている状態なのか……。

しかし、意外にも、話の内容はけっこう地味（失礼！）なものでした。

Kさんの話によれば、先週の土曜日に父親参観があり国語の授業をしていたそうです。そのとき、黒板に書いた漢字が誤っていて、そのことを参観していた保護者から指摘されたとのことです。事実の経過としてはただそれだけのことです。それでも、Kさんにとっては、相当ショックな出来事であることに間違いないのです。

大変恥ずかしい思いをして、一瞬頭の中が真っ白になってしまったそうです。その場は何とか取り繕うことができたものの、その日の夜から、「自分は教師には向いていない、失格だ」と強く思い悩むようになったといいます。

Kさんの話に一通り耳を傾けて分かってきたのは、彼が「教師は、生徒の前では完璧でなくてはならない」という**不合理な思い込み**を抱えていることです。

Kさんの思い込みのもとになっている**ビリーフ（信念体系）**、あなたならどう書き換えたらよいと思いますか？

不合理な思い込みの「書き換え」

多かれ少なかれ、人間はその人に特有の「思い込み」を抱えているものです。「為せば成る」「仕事で弱音を吐いてはいけない」とか「みんなに好かれることが大切だ」など、さまざまです。あなたの「思い込み」はどのようなものですか？

「思い込み」とは、その人にとっては信念のようなもので、自らを支えてくれる大切なものといえます。それがいつも「良き支え」であるなら、何も問題はありません。ただ時として、

「思い込み」は私たちのこころと行動を縛ることがあるのです。

たとえば、上司から小言を言われたある会社員が、「上司ににらまれたらもう終わりだ」という思い込みのために落ち込んでいるとします。このような思い込みを**「不合理な思い込み」**と呼びます。

このとき、「上司ににらまれたからといって首になるわけではない。あと五年もすれば、上司は転勤していなくなるだろう」と考えれば気が楽になるかもしれません。

このように、**不合理な思い込みを変更**すれば、気持ちがぐっと楽になり、**ストレスを低減させる**ことが可能になるのです。

このような取組みを思い込みの「書き換え」と言い、それを行う心理療法の一つに、アメリカの心理学者Ａ・エリスが創始した**論理療法**があります。

ごく簡単に論理療法の骨子を説明すると、その人の抱えている問題に対する認知を変えることで問題解決を図っていくプロセスを基本にした療法ということになります。とくに人間関係のもつれや性格の悩みなどの解消に適しているとされています。

ストレス反応が生じる可能性の高い出来事が起こったとき、人は自分の**信念体系（ビリーフ）**によってその出来事を受け止め、何らかの情動や行動を起こすのです。論理療法では、その出来事が直接的に結果に結びつくのではなく、その人の持つ信念が結果を左右するということになります。

論理療法はまた、**ABC理論**の名でも知られており、Aは出来事（activating event）で、その人にかかわる出来事を指します。Bは信念（belief）で、その人が出来事をどう捉えるかを指します。そしてCは、結果（consequence）のことで、その人の情動的・行動的反応や、ビリーフを持ち続けた結果を指しています。

面接室のKさんの例で考えると、黒板に誤った漢字を書いてしまいそれを保護者から指摘されたという出来事がA、その出来事に対して「教師は生徒の前では完璧でなくてはならない」→「自分は教師には向いていない、失格だ」というB（信念の体系）で受けとめた結果、ショックを受けて落ち込んでいるというCが生じてしまいました。

次項でも触れますが、このBこそが鍵となるもので、ネガティブな思いに包まれた時ほど、一度冷静になってその信念が不合理なものではないかと考えてみる必要があります。

✔ そのビリーフは不合理な思い込みではないか？
一度立ちどまって考えてみましょう。

23 白か黒か、はっきりさせない

ある日の面接室

すっかり自信をなくしてしまったんです。

そう語るのは、宣伝部のAさん（30代後半・男性）です。覇気のない表情が、おしゃれな身なりとは不釣合いな感じがします。

先月、Aさんはある企画会議でプレゼンテーションをしました。新しい商品の宣伝であり、いつにも増して気合いが入っていたと言います。ところが、その会議の席で他部署の部長から、「他社のまねではないか」との質問を受け、さらに「市場調査が不十分ではないのか」という指摘もされたそうです。

とくにAさん個人を非難した発言ではなかったようですが、それから間もなくAさんはやる気が湧いてこなくなり、「自分は宣伝マンとして失格だ」「この仕事に向いていない」と感じるようになったとのことです。

話を聴きながら、私はAさんが自身に対して少し厳し過ぎるような印象を受けました。そこで、Aさんの**認知にゆがみがないか**どうかを点検し、一緒に**不合理な部分を修正していく**お手伝いをすることを提案しました。

自分を追い詰めない

いわゆる「刑事ドラマ」の中で主人公が、

「あいつは黒に間違いない！」

といった台詞を言う場面を見ることがあります。それは事件の解決を左右する重要な局面での判断なのでしょう。

ただ、**意思決定のあり方とストレスは大いにつながりがある**ことを知ることが大切です。就職や結婚をはじめ、私たちも人生のさまざまな局面で物事の判断や意思決定をごく普通に行っています。迷うことなくスパッと物事を決めることのできる人を見ると潔さを感じます。かたや、煮え切らない態度で判断を保留する人は、どちらかというと好感を持たれにくいのではないでしょうか。

では、**白黒はっきりさせない人は駄目なのでしょうか？ いや、必ずしもそうではない**、というのが今回の話です。

とくに、自身の能力や性格に対して否定的な評価につながることがあると、すべてを否定するようなものの見方をしてしまう人がいます。そのことが、メンタルヘルスにかかわる問題を引き起こすことがあるのです。

「白か黒か」とは、二者択一の思考形態を意味します。そこでは、自身にとって否定的な出来事が起こると、「もうおしまいだ」「どうせ自分は駄目だ」といったように極端に悲観的になってしまいます。つまり、白でなければもう真っ黒、という物事のとらえ方です。

こういった思考形態は、ともすれば自身を追い詰めることにつながり、メンタルヘルスを損ねる可能性があります。

◎認知のゆがみを修正する

前項でも述べた「不合理な思い込み」について、ここでもう少し詳しく紹介したいと思います。なぜなら、**「不合理な思い込み」は認知のゆがみ**をもたらし、ストレスフルな状況やいきづらさを生じさせることにつながるからです。

白か黒かといった二者択一の思考形態のように、きまじめな人ほど適度なところで折り合いを付けることを避ける傾向にあるようです。本書でこれまでも紹介してきたように、まじめで几帳面な人ほどメンタルヘルスを損ねやすい面があることは否めません。したがって、**極端に偏った物事のとらえ方をせず、適度にバランスを取る**ことが大切です。

前回で紹介した例で見てみましょう。上司から小言を言われたある会社員が、「上司ににらまれたらもう終わりだ」という思い込みのために落ち込んでいる。このような思い込みを**「不合理な思い込み」**と呼びましたね。不合理な思い込みを変更すれば、気持ちがぐっと楽になり、ストレスを軽減させることが可能になるのです。

代表的な認知のゆがみを示しておきますので、それらに縛られないようこころ掛けましょう。

代表的な認知のゆがみ

①根拠がないのに、何でも悲観的に決めつける。
②過大評価、過小評価（少しのミスを大げさにとらえる、成功を過小に評価するなど）。
③他人の気持ちを勝手に推測する「読心」。
④どんな悪いことも自分のせいだと思って落ち込む「自己関連づけ」。
⑤「〜べき」「〜ねばならない」思考（不合理な思い込み）。
⑥「どうせ」思考（あきらめ、なげやり）。

出所：田中ウルヴェ京『「一日三十秒」でできる新しい自分の作り方』フォレスト出版、二〇〇八年、45ページより（一部改変）。

✔

白か黒か、という物事の極端なとらえ方は避け、適度なバランスが大切です。

24 自分の自動思考に気づく

ある日の面接室

企画のテーマが決まらず困っています。

入社3年目のAさん（20代前半・男性）は、疲れた表情でこう言いました。Aさんは今期より、念願の宣伝部に異動となりました。もともと探究心が旺盛で、営業戦略に関するユニークなテーマをいろいろと思いつくのですが、なぜかどれも途中で放り出すように断念してしまうそうです。

その理由をじっくり聴いてみると、Aさんの考え方に特徴があることに気づきました。彼は自分なりに考えたテーマに沿って熱心に計画を立ててみるのですが、先行事例や実施記録などに少しでも否定的な記述を見つけると、もうこの企画はダメだと決めつけてしまうのです。

まったく課題のない企画など考えられない、仮にあったとしても、むしろかえって怪しいのではと伝えてみたのですが、Aさんは聞く耳を持たないといった様子です。

この頑なさは何なのだろうと思い、私は視点を変えて、Aさんのふだんの生活や人間関係のあり様について話をしてもらうよう水を向けてみました。

すると、Aさんの**自動思考**が見えてきました。それは、**「『次もそうなる（ダメ）に違いない』といった過度の一般化」**です。そのために少しでも前例や過去の経験に否定的なものがあると、その時点で「もうダメだ」と**決めつけてしまう**のです。

私は、Aさんにはまず自分の自動思考について気づいてもらう必要がある、と思いました。

まずは自動思考に気づく

たとえば、職場の同僚とすれ違った時、あなたが挨拶をしたにもかかわらず、相手はそのまま通り過ぎてしまいました。その時、あなたはどのような気持ちを抱くでしょうか。

「もしかして、自分は同僚から嫌われているのだろうか」。とくにこころ当たりがないにもかかわらずこのように悲観的な考えが浮かんでくるとしたら、あなたの認知はゆがんでいるかもしれません。

なぜなら、挨拶が返ってこなかったのは、同僚が気づかなかっただけかもしれないからです。

似たようなケースは、他にもあります。何かちょっとした失敗をした時、すぐ「自分には能力がない。だめな人間だ」と思ってしまう人もいます。

このように、**ある状況で自動的に出てくる思考パターン**のことを、**「自動思考」**といいます。「自動思考」は、認知療法という、自分を苦しめる否定的な思考や行動パターンの合理化を目指す心理療法のおける重要な概念です。ごく簡単に言うと、**「無意識的に行っている解釈のクセ」のようなもの**です。

偏った認知をしてしまう人が、自分の「自動思考」に気づくことができれば、**不合理なストレスを被ることを避ける**ことができます。また、うつ病などによりメンタルヘルスを損なうことを防ぐことができる可能性も高まるといえます。

◎心のクセを見直す

自動思考は、現実検討に基づいて生じたものではないので、不合理であったり、根拠のない思い込みであったりする場合が多いのです。それにもかかわらず、当の本人は、それを妥当なもの、現実的なものと考えてしまっている点が特徴です。

とくにうつ病の人の場合は、否定的な自動思考が習慣化・固定化し、「自分は欠陥のある人間だ」「自分には生きている価値がない」といった自身に対する否定的な考えを固く信じていることが多く見受けられます。

その他にも、私たちが陥りがちな自動思考として、**「ネガティブな部分を過大評価し、ポジ**

ティブな部分を過小評価してしまう」「『次もそうなる（ダメ）に違いない』といった過度の一般化」「～すべき、～ねばならない思考」などがあります。

さらにやっかいなことに、自動思考が働き始めると、その考えに合う感情しか浮かんでこなくなってしまいます。たとえ成功体験があったとしても、自分自身の価値を高める出来事として受けとめることができなくなってしまう傾向があります。

では、否定的な自動思考に対して、私たちはどのように対処していけばいいのでしょう。先述の認知療法では、まず自分がどのような考え方をしているのかに気づき、その考え方が自分の気分や行動にどのような影響を与えているかを知ることから始めます。

次に、実際にどのような現実がもたらされているのかを十分に検討します。そして、思いつきやイメージで判断するのではなく、根拠に基づいて判断を行う練習をします。その結果、自由で柔軟性のある見方を獲得することができるようになるとしています。

こころの病気を抱えている人に限らず、**自らの自動思考に気づき、こころのクセを見直す**ことは、すべての現代人にとってメンタルヘルスを高める上で有効であると思います。

✔ こころのクセは、気分・感情、対人関係に直接影響を及ぼします。

25 ものの見方を変える

ある日の面接室

ものは言いようですね。でも少し気持ちが楽になりました。

これは、「職場の人間関係」に関するテーマの研修に参加した、医療職のAさん（40代前半、女性）の感想です。

中堅の対人援助職を対象とする研修の中で、講師を担った私は、対人コミュニケーションのスキルを体験的に学んでもらうための演習を行いました。その一つが、**「リフレーミング」**でした。

そこでは、まず個人作業として、所定のシートに自身の「欠点・短所」と思われることを書き出してもらいます。それから、シートを他者と交換して、そこに書かれてある記述を肯定的に書き換える作業をし、もとの本人に返すのです。

本研修でも、たとえば、「短気」は「情熱的」、「いいかげん」は「おおらか」、といったように見事な「リフレーミング」の成果が見られました。

主任に抜てきされて間もないAさんは、「人に合わせてしまうこと」を自身の短所にあげたそうです。それに対して、「協調性がある」とリフレーミングされて、さらに部下の気持ちがわかる良い主任さんになれる、というコメントをもらったそうです。

まずは自分の長所を意識する

入学試験や入社試験などにおいて、これまでに面接試験を受けた経験がないという人は珍しいと思います。入試であれ就職であれ、面接でよく聞かれる質問として、「あなたの長所は何ですか？」というのがあります。あなたははっきりと答えることができますか。

普段の生活において、自分の良いところを堂々と表明する機会は、ほとんどないのではありませんか。周囲の視線や謙遜する気持ちが抵抗となり、ストレートに表現するのがはばかられるからでしょうか。

たとえ人前で話さなくても、自分の長所を言語化できるようにしておくことは大切です。その前に言葉にするためには、自分のなかにしっかりと認知されていなくてはなりません。

面接対策のためではなく、自分の長所を意識することによって、自分自身の存在や生を価値あるものとする感覚である自尊感情を維持・増進することにつながると考えられます。

また、自分の長所をしっかりと認識することは、自分自身を受け容れる、つまり**「自己受容」と重なる**ところも多いといえます。

高い自尊感情は、ストレッサーを被ることを緩和するとともに、**ストレスへの健全な対処方法**を身につけるうえでも、大きな力になるでしょう。

リフレーミングを活用する

一方、「短所」についてはどうとらえればいいのでしょうか。

「長所」と同じように、自分の「短所」をしっかりと認識しておくことは重要だと思われますし、何より克服すべき課題を知らなければ成長の機会がもてないでしょう。

ただ、本書の趣旨はビジネス書のような自己啓発ではありませんので、違う観点から述べることにします。ここでは、不合理なほど過剰に「短所」を大きくとらえ、自信を持てなくなっていたり、行動を制限してしまっている人への働き掛けを重んじます。

自分を客観視することは大事です。しかしながら、「短所」は「絶望」や「生きづらさ」とは異なる次元のことです。そこで、これまで「短所」と思い込んでいたことを別の視点から見直し、とらえ方や表現を換えてみる試みを行います。

たとえば、自分の「短所」として「断るのが苦手なこと」をあげる人に対しては、次のように言い換えることができます。それは、「とてもこころが広いということ」ではないか、と。

また、「いつも締め切りぎりぎりにならないとやらない」に対しては、「瞬発力に長けている」とか「土壇場に強い」などと言い換えることができそうです。

このような取り組みを「**リフレーミング**（**reframing**）」といいます。**フレーム、つまりものの見方の「枠組み」を変えてみる**、ということです。それによって、マイナス思考から抜け出る切っ掛けを得られる可能性があります。

同じ物事でも、人によって見方や感じ方が異なり、**「短所」が意外に「長所」としてとらえられることもある**のです。

「リフレーミング」を行ううえで大事なことは、あくまでも別の視点からの見方を提示することであり、無理に押しつけることではありません。**「ものの見方は一つではない」**ということに**気づく**だけでも、ストレスを軽くすることにつながります。

✔ 同じ物事でも、多様な見方があるということを意識しましょう。

Column ⑤

マインドフルネスについて

こころの健康と関連する話題のなかで、最近よく耳にするのが、「マインドフルネス」という言葉です。これは、ストレス対処法の一つとして、自分の身体やこころ（主に感情や気分）の状態に気づく力を高めるエクササイズのことです。

技法の中心にあるのは、瞑想です。マインドフルネスの起源は仏教にありますが、宗教的問題の解決を目指すものではなく、あくまでも心身の健康に応用されたものです。もともと、マサチューセッツ大学名誉教授のジョン・カバット・ジン博士が、痛みの緩和のために開発したマインドフルネスストレス低減法が元になっています。それが世界的に広く活用されるようになり、マインドフルネスがよく知れ渡るようになったということです。日本におけるマインドフルネスの第一人者とされる早稲田大学の熊野宏昭教授によれば、マインドフルネスとは、「今の瞬間」の現実に常に気づきを向け、その現実をあるがままに知覚し、それに対する思考や感情にとらわれないでいるこころの持ち方、と定義しています。

欧米では、マインドフルネスの効果について、すでに多くの実証的研究報告があり、医療をはじめ、心理や教育など、さまざまな現場で実践されているといいます。うつ病の治療にも応用されており、マインドフルネス認知療法という心理療法として展開されています。

熊野教授が出演したＮＨＫスペシャル「キラーストレス」（二〇一六年六月放送）にて、マインドフルネス瞑想の実践法が紹介されています。そこでは、以下の六つの手順となっています。最初は、10分〜15分を目安に始めます。

①背筋を伸ばして、両肩を結ぶ線がまっすぐになるように座り、目を閉じる
②呼吸をあるがままに感じる
③わいてくる雑念や感情にとらわれない
④身体全体で呼吸するようにする
⑤身体の外にまで注意のフォーカスを広げていく
⑥瞑想を終了する

※うつ病などの治療を受けている方は、自分の判断で始めず医師に相談してください。

26

何かに没頭する時間をもつ

ある日の面接室

最近、仕事が煮詰まってきました。

そう語るのは、中学校教師のAさん（30代後半・男性）です。Aさんは勤続15年以上のキャリアを持つ数学の先生で、熱意にあふれた指導は生徒からの人気が高く、同僚の教師からも一目置かれているとのことです。

にもかかわらず、周囲の評判をよそに、本人はこの半年ほどの間に、やる気がどんどん失せてきたことを実感していると言います。とくに何があったということはないそうですが、本人は「燃え尽きてきたのかな？」と力なく述べます。Aさんとは週1回のペースで面談を重ねましたが、解決への展望が見えないまま夏休みを迎えてしまいました。

ところが、休み明けに来談されたAさんは、前回とはまるで別人のように表情が輝いていました。なぜだろうと伺ってみると、Aさんは休み中に北欧のデンマークに旅行し、現地の学校を見学したそうです。

そこで目にしたのは、子どもと教師が生き生きとふれあう姿でした。それを見たとき、なぜかAさんのこころにかつての熱い思いがよみがえってきたそうです。**非日常**に身を置いてこそ見えてきた本来の自分の姿であったと、熱く語ってくれました。

この体験は、期せずしてAさんにもたらされた、**「予防・耐性強化型」のストレス・コーピング**といえそうです。

「夢中になる」ことの効用

本書ではこれまで、ストレス対策に関して、主にストレス発生後の対処法（コーピング）を紹介してきました。今回は、むしろそれ以前の段階に焦点をあてた「予防・耐性強化型」の対策について述べたいと思います。

「予防・耐性強化型」のコーピングの目的は、**こころの健康の維持・増進を図ること**にあります。そこで中心となるのは、**「休養・休息」「リラクゼーション」「趣味・気晴らし」**といった行動を自発的に行うことです。

その中から、今回は「気分転換」について述べたいと思います。**「気分転換」**をすることで、ストレスの原因となる**ストレッサーから距離を取る**ことができ、**感情面のバランスを図る**ことにも効果があります。

こころの健康を扱った書籍や研修では、ストレスに対処する方法として必ずと言っていいほど「気分転換」の必要性が強調されています。しかしながら、「気分転換」は誰にでもすぐできるというものではありません。本人の内発的な動機がなければ、義務感となり、かえってプレッシャーを受けることになってしまいます。

であるなら、無理やり「気分転換」をしなさいと言っても、それこそが無理な話です。そこで、少し焦点を絞って、**何か夢中になれることを探す**というのはどうでしょうか。夢中になれることを見つけるには、何か新しい体験がきっかけになると思います。そのためのヒントとして、まずは**日常生活とは違う体験をしてみる**ことをお勧めします。

非日常を楽しもう

日常生活とは違う体験、つまり**非日常的体験**の中で最も代表的なものが、**旅行**ではないでしょうか。旅に出ると、自然に環境が変わるため、非日常を味わうにはもってこいの機会といえます。

もう20年近くも前のことですが、私はカウンセリング関連の研修旅行でアメリカのカリフォルニア州を訪ねました。その当時、私は取り組んでいた学位論文の執筆が全くはかどらず、将来の展望も見えないまま途方に暮れた日々を送っていました。そこに、たまたま恩師から研修旅行への誘いを受け、期間が十日足らずと短期間であったこともあり、とりあえず参加することにしました。いま振り返ると、その旅をしてつくづく良かったと思います。

何よりもアメリカの西海岸は時間の流れが日本に比べてゆったりしていて、大都市ロサンゼルスでさえ、のどかな感じを受けました。そこで私は、あまり焦ることはない、自分のペースを大事にしようと「腹をくくる」ことができました。アメリカ旅行は、研修と時差ボケで快適な時間ばかりを過ごせたわけではないにもかかわらず、非日常の体験を十分に堪能させてくれました。

もちろん、**旅行でなければ非日常を体験できないということはありません**。たとえば、通勤電車を一駅手前で降り、ただ歩いてみるだけでも新たな発見があるかもしれません。また、普段は手に取らないジャンルの本を読んでみることで、我を忘れるような体験をすることも大いにありえます。

いずれにせよ、**まずは身近なところから試してみては**いかがでしょうか。

✔

「気分転換」の押しつけは避け、
何でも良いので夢中になれることを探すことから勧めてみましょう。

27

言葉にならない思いを大切にする

ある日の面接室

部下から、「課長はちゃんと話を聴いていない」と言われてしまいました。

困ったような表情でこう語るのは、経理課長のAさん（40代前半、男性）です。Aさんによれば、2週間ほど前、部下のBさん（30代後半、女性）とささいなことで口論になり、それ以来ほとんど口を利いていないとのことです。気まずい思いに業を煮やしたAさんは、一昨日に関係を修復しようとB子さんに声を掛けてみました。

ところが、Bさんの機嫌は直るどころか、普段からAさんが、Bさんの話すことをぜんぜん聴いてこなかったことへの不満を一気呵成にまくし立てられたそうです。そして、「もう課長の下では働きたくありません。異動させてほしい」とまで言われたとのことです。

Aさんには B さんを怒らせた原因にこころ当たりはなく、B さんの話もそれなりに聞いてきたつもりだ、と言います。ただし、「それなり」とは机の上の書類に目を落としながらの相槌が中心だったようです。
そこで私は、Aさんの「聴き方」の見直しを提言し、**非言語を活用した傾聴**を心掛けてみることをお勧めしました。

非言語の力を知る

今回は、コミュニケーションのあり方について考えてみます。円滑なコミュニケーションはストレスを軽減し、より快適で充実した人間関係を築くことにつながるからです。

コミュニケーションには、話し言葉による音声言語を中心とする**「言語的コミュニケーション」**と、身ぶりや表情、視線、姿勢、服装といった非言語的な手段を用いた**「非言語的コミュニケーション」**があります。

「言語的コミュニケーション」とは、話し言葉や文字などをとおしたコミュニケーションのことを指します。私たちは日常生活において、会話や書かれたものによる「言葉」である言語的な情報を使って意思疎通を図っています。実際、他者との情報交換の多くは、言葉のやり取りによって成立しています。

一方、「非言語的コミュニケーション」とは、言葉や文字以外によるコミュニケーションのことです。具体的には、身ぶり、手ぶり、表情、動作、視線、姿勢、声の調子、話す速度、位置関係、距離などを意味します。

じつは、**話し手の印象を決めるのは、非言語の要素によってその大部分が決まる**といわれています。ある研究では、言葉や文字による「言語的コミュニケーション」の要素は全体のわずか7%にすぎないという結果が示されています。

「非言語的コミュニケーション」は、**情緒を伝え、相互に心を通わせて理解し合う**のに適しています。みなさんも、より非言語を生かした対話を試みられてはいかがでしょうか。

◎相手の気持ちに耳を傾ける

「言語的コミュニケーション」と「非言語的コミュニケーション」は相互補完的に機能しています。したがって、言語と非言語の両方を生かすことにより、初めて十分なコミュニケーションを図っていくことが可能となるのです。

また、充実したコミュニケーションを行うには、**しっかりと相手の「話をきく」姿勢**が求められます。対話における「きく」という漢字には「訊く」「聞く」「聴く」の三つがあり、これらの違いを理解することによって適切な「きき方」を身につけることができます。

まず、「訊く」という言葉は、言偏がついているように、言葉でいろいろと尋ねるとか質問することを意味します。しかし、あまり矢継ぎ早に質問を重ねると、相手の反感や反発を招きかねないので、注意する必要があります。ちなみに「訊く」を英語にすれば、askという単語に訳されます。次に、「聞く」とは、相手の言っていることを単に耳で聞き、事務的に対応するといった、いわば機械的な反応になっていることを指します。英語では、hearに相当します。

そして、「聴く」ですが、これは「こころ」という字が入っているように、相手の言わんとすることをこころで受け止め、こころで返すという意味が含まれています。つまり、「体で受け止めて聴きなさい」などといわれるように、話の知的な理解だけではなく、その背景にある感情を受け止め理解することに努めるのが、まさに「聴く」ということの意味なのです。英語では、listenに相当します。

面接室でのAさんのように、相手の話すことにいつも耳だけで反応していたのでは、互いにこころが開かれた対話にはなりません。真の対話をするためには、相手の語ること、そのなかでもとくに、**感情面に関心を向けて積極的に聴くこと**が、大切なポイントとなります。

✔ 言葉だけ「聞く」（hear）のではなく、相手の感情を意識して「聴く」（Listen）ようにしましょう。

28 ロールプレイングをとおして学ぶ

ある日の面接室

話し手を演じてみて、悩みを持つ部下の気持ちが実感できました。

そう語るのは、先日行われた**メンタルヘルス研修**に参加された、A次長（50代前半・男性）です。Aさんは、総務部で社内研修の企画などを担当しているグループの責任者です。研修の講師を担った私に、実施報告書と受講者のアンケート結果を持ってこられたときの会話です。Aさんは本年度より現在の部署に異動してこられ、それまでは主に営業畑で仕事をされてこられたとのことです。

メンタルヘルスに関しては、研修の企画どころか、ご自身がこれまで受講された記憶もないそうです。そのため、研修講師の依頼だけではなく、内容や進行についてもほぼ私に〝丸投げ状態〟での実施でした。

私は**「ロールプレイング」を用いて傾聴の大切さを実感してもらう**演習を行いました。そのなかで、Aさんは「利用者役」を演じた際、それまで感じたことのない悩める人の立場を感じとることができたとのことです。

そして、「部下の話を聴くときは、しっかりと関心を向けて聴くことが大事ですよね」とおっしゃいました。

悩みを抱えた人の立場になる

「ロールプレイング」という言葉を聞いて、何をイメージされますか。バーチャルなゲームでしょうか。もともと、ロールプレイングとは**役割（roll）を定めて演技（play）する**という**模擬演習**の体験ですが、じつはカウンセリングなどの対人援助にとっては、重要な訓練の方法なのです。

これまでも述べてきたように、ストレスフルな状況にある人にとって、誰かにしっかりと話を聴いてもらうことは有効な対処法の一つです。その傾聴の態度や技法を身につけるための重要な訓練方法が、ロールプレイングによる体験学習なのです。

聴き方の「ロールプレイング」は、何も聴き手だけに役立つものではありません。「ロールプレイング」には、聴き手である「援助者役」のほかに、悩みを抱えた話し手としての「利用者役」、そして「観察者」があります。したがって、**「利用者役」も体験することで、悩みを抱えた人の立場をある程度理解できる**ことになります。

また、「援助者役」を演じることにより、傾聴の意義をより深く理解できるとともに、聴き手としての長所および短所などを知ることができます。さらに、第三者である「観察者」のかかわりをとおして、傾聴技法を具体的に試行・確認できるのです。

◎ロールプレイングの実施方法

自治体や企業などからメンタルヘルス研修の講師を頼まれると、私はしばしば「ロールプレイング」を活用した演習を取り入れます。受講者のみなさんにメンタルヘルス対策の重要性を理解してもらうには、傾聴の体験学習による効果が大きいと考えるからです。

傾聴の知識や技法は、**実際に習得されてこそ**効果を発揮します。つまり大切なのは、**「分かること」だけではなく、「できること」**です。そうなれば、他者の気持ちを受けとめ、共感することにも、より積極的に取り組めるようになるでしょう。

また、**傾聴の大切さを身をもって体験する**と、自分自身が悩みやしんどい思いを抱えたときも、早めに誰かに話して楽になることができ、ストレスフルな状況から抜け出すことができる可能性が高くなると考えられます。

では、傾聴の「ロールプレイング」は、どのように進めていけばよいのでしょう。まずは、先に述べた三つの役割で構成されたグループを作るところから始まります。

たとえば研修において「ロールプレイング」を実施するのなら、参加者を無作為に3人ずつのグループに分けます。参加人数が多い場合は、「観察者」を2人にした4人ずつのグループにしても構いません。

次に、「利用者（話し手）」「援助者（聴き手）」「観察者」の3役に分け、最初に担う役を決めます。役が決まればいよいよスタートです。最初は1回5分から7分ぐらいの時間枠で行うのが良いと思います。なお、「観察者」がタイムキーパーを兼ねるとよいでしょう。

グループの人数と同じ回数を行えば、皆が三つの役すべてを体験できることになります。各回が終了するごとに、メンバー全員で振り返りを行うことが大事です。相互評価を行うことで、自分では気づきにくい聴き方のクセを知ることができるのです。

なお、「利用者（話し手）」がいわゆるクライエント役として話す話題ですが、たとえば実際のケースを想定して話してもらうこともあれば、「職場の人間関係」「生きているのがつらい」といった、あらかじめ悩み（主訴）を設定して行うこともあります。また、その場で思い浮かんだテーマについて話してもらう場合もあり、実施方法にはバリエーションがあります。

✔ ロールプレイングを体験してみることで、実際の場面を想定した技能の習得につながります。

29 コーチングに学ぶ

ある日の面接室

体質改善に向けて、やる気が出てきました。

こう話すのは、経理課のAさん（40代・男性）です。Aさんは今年の社内健康診断で、いわゆる「メタボリックシンドローム」と判定され、体質改善のための保健指導を受けることになりました。

管理栄養士による指導の面接場面にて、下記のようなやり取りがあったとのことです。

栄養士「今から半年後、Aさん自身はどうなっていたいと思いますか？」

Aさん「とにかく『メタボ』から脱却し、心身ともにすっきりしていたいです」

栄養士「まずは食生活について、これまでどのようになさってこられたのですか？」
Aさん「好きなものを食べたいだけ食べていました。夜食や間食も自由にしていました」
栄養士「ウエストが九十センチを超えていますね。どうすればよいと思いますか？」
Aさん「夜食と間食を控えて、できるだけ野菜を多く取るようにすれば、少しずつ効果が出るように思いますが」
栄養士「わかりました。ではそのように進めていきましょう。いつから始めますか？」
Aさん「さっそく、今日から取り組んでいくことにします！」

一見すると何ともないやり取りに見えますが、栄養士さんは見事に**GROWモデル**を用いて、Aさんから自発的に目標となる言葉を引き出しています。栄養士さんとのやり取りについてお聴きし、私はAさんがやる気になったことに納得できました。

相手の可能性を引き出すコーチング

今回はコーチングについて紹介します。コーチングの考え方や技法は、相手を指導するだけではなく、**円滑なコミュニケーションの実現やストレスの低減にも資する**ものが大きいと思われます。

もともとコーチングとは、その名前からイメージされるように、スポーツ選手の養成法からスタートしました。コーチングの考案者とされるW・T・ガルウェイは、対人援助職ではなく、テニスのレッスンプロでした。

彼はそれまでの指導法において主流だった一方的な指示・命令を控えることをこころ掛けました。その結果、選手は萎縮することなく、のびのびとプレイに専念することができるようになったのです。

その代わり、プレイの前後にさまざまな質問をすることで、選手が本来持っている能力や成長可能性を引き出そうとしました。一九七〇年代のことです。

その後、この新しい養成法はほかのスポーツにも活用されるようになり、やがてスポーツ以外の領域にも広がっていきました。

二〇〇〇年ごろからはビジネス界にも導入され始めます。そして今や、コーチングは**仕事の指導**においても、一方的に相手に知識を教え込むのではなく、**共に考え相手の可能性を引き出す有効なマネジメント手法**として注目されています。

◎コーチングのポイント

まず、最初に断っておかなければならないのは、コーチングは心理カウンセリングとは異なり、心理療法を必要とする人を対象にするものではないということです。こころのケアが必要な人には、やはりカウンセリングを受けていただく必要があります。

とはいえ、コーチングとカウンセリングの理論および技法は重なるところも多く、コーチングは必ずしもカウンセリングを否定するものではありません。ただし、コーチングの目的は、本人の自己決定を尊重しつつ、やりがいと責任感を伴いながら確かな結果を出していくことに重きを置いています。

つまり、カウンセリングは心理的な原因で生じた不適応の改善やこころのケアを目指すのに対して、コーチングは適応した人の**自己成長や自己実現をサポートする対人援助のかかわり**といえます。

具体的には、指示や命令によって答えを提供するのではなく、**対象者に質問をして答えを考えてもらう**ことで、**本人の自己決定や自身による問題解決のサポート**を行います。ちなみに、指示、命令によって答えを与えることをティーチングといいます。

ここではコーチングの代表的な質問方法である、**「GROWモデル」**を紹介します。GROWとは、左記のように、答えを引き出すための四つの質問の流れの頭文字です。また英語で「成長する」という意味でもありますね。

①**Goal（目標の設定）**：「あなたの目標（課題、夢）は何ですか？」

②**Reality（現実の振り返り）**：「今までどのように努力してきましたか？→何が障害（阻害要因）になっていますか？」

③**Option（選択肢の考察）**：「どうすればいいと思いますか？→ほかにはどのような方法があ

ります か？」

④ **Will（意思決定）**：「結局どうしますか？→何から始めますか？→いつから始めますか？」

面接室の栄養士さんは、まさにこの**GROWモデル**を見事に活用していたのです。

参考文献：諏訪茂樹『対人援助のためのコーチング』中央法規出版、二〇〇七年

✔ ティーチングとコーチングの違いを理解し、本人が主体的に問題解決にむかえるようサポートしましょう。

30 リーダーシップに活かすカウンセリング

ある日の面接室

リーダーに指名された時は、どうなるものかと不安でした。

そう振り返るのは、看護師のAさん（30代前半・女性）です。Aさんは、総合病院の内科病棟に勤務する看護主任で、看護師としては十数年の経験を有しています。

Aさんは、中学生の頃から将来は看護師になると決めていたそうで、その夢を順調に叶えてきました。実際、Aさんは患者さんのケアに従事することに生きがいを感じていて、看護師は自らの天職であると信じているそうです。

そんなAさんを一気にストレスの渦に巻き込んだのは、主任への昇格の打診でした。患者さんとのかかわりにはある程度自信を持っていたAさんですが、管理職の一人として同僚をリードしていくことなど、それまで考えてもみなかったのです。

自分がリーダーシップをとることなど想像すらできないAさんは、予想外の抜擢に戸惑い、半ばパニックのようにこころが不安定になり、体調にも異変が出てきたと言います。

Aさんの窮状を救ったのは、教育担当師長からのリーダーシップ研修への誘いでした。それまでのリーダーに対する指示・命令を出しまくる鬼軍曹のようなイメージが、その研修を受けて大きく変わったそうです。先入観が、Aさんを苦しめていたともいえます。

「リーダーの役割は、スタッフの主体性や自律性を尊重しながら、組織の総合力を高めることだと気づいたんです」というAさんの笑顔が、とても印象に残りました。

今日求められるリーダー像とは

皆さんは、リーダーという言葉から、どのような人物像を連想されますか。専制君主や暴君、あるいは「鬼軍曹」のようなタイプでしょうか。それとも包容力のある、部下を温かく育ててくれる上司のような存在でしょうか。

大きな部隊のような組織を一斉に動かすような場合には、リーダーには確固とした決断力に基づいた指示・命令を打ち出せる統率力が求められるでしょう。しかし、一般的には、リーダーシップのことを指示・命令を出し続けることだと考える人は少ないと思います。

確かに、**現代の組織で求められるリーダーシップ**とは、ほとんどの領域において、フォロワーを専制的に支配・統制しようとするものではなく、**スタッフの主体性や自律性を重視しながら、組織全体のパフォーマンス向上を図っていく育成型**だといえます。

今日に相応しいリーダー像とは、フォロワー一人ひとりの習熟度や自立度、そして役割に応じて、臨機応変にリーダーシップのスタイルを変えていける柔軟なタイプだと考えられます。

そもそも、いまや日常語と化したリーダーシップという言葉ですが、じつは、リーダーシップの定義は一義ではなく、リーダーシップ研究の数だけあると言われています。でも一般的には、たとえば「一定の目標を達成するために、個人や集団に影響を及ぼすこと」のように理解されているようです。

組織運営もストレスフリーに

ここでは、職場や身近な集団において組織を活性化し、かつストレスの負荷をできるだけ受けないためのリーダーシップのあり方を紹介します。そして、その際のリーダーの心得について少し述べたいと思います。

そのために活用するのが、カウンセリングの考え方と技法です。つまり、**リーダーシップの実践にカウンセリングを活かす**ことで、より効果的な組織運営と人材育成を図ることができるということなのです。

果たして、リーダーシップとカウンセリングがうまく適合するのかと、疑問を持たれる方が居るかもしれません。しかし、心配はご無用です。リーダーシップとカウンセリングには、対人コミュニケーションの土台となるところが共通しているからです。

たとえ、かかわりの目的や方法に違いがあったとしても、**すべての対人コミュニケーションで不可欠なのは、信頼関係を築く**ということです。いかに頭脳明晰なリーダーであっても、相手との信頼関係がなければ、指示・命令も有効には機能しないでしょう。

リーダーはまず、フォロワーとの確固たる信頼関係を取り結ぶ必要があります。そのうえで、**相手の自主性・自律性を尊重しながら、その持てる能力を最大限に引き出すこと**が結果として組織全体のパフォーマンスを高めることになります。

そのようなリーダーシップの下では、組織全体のストレス度が低減され、人材育成においても良い成果をもたらすことにつながると考えられます。

✔ 「リーダー像」の幻想にまどわされず、フォロワーの自主性・自律性を尊重しながら、臨機応変にスタイルを変えていけば良いのです。

31 時には開き直ることも大切

ある日の面接室

あの時、開き直ってやってみたことが、今の仕事につながっています。

そう話すのは、専門学校講師のAさん（30代前半、男性）です。Aさんは20代の終わりに会社を辞め、社会人対象の大学院に入って学び直すことにしました。幸い、大学院での授業は楽しく、共に学ぶ仲間とも良好な刺激を与え合える関係を築くことができていたといいます。

唯一の不安は、大学院を修了した後、再び社会人として勤めることができるのかということでした。折しも雇用情勢は厳しさを増し、Aさんが学ぶ領域の採用も狭き門になってきつつあったようです。

そんな中、Aさんは大学院の指導教授から、非常勤講師の仕事を紹介されます。しかし、Aさんはこれまで講義などした経験がなく、どちらかと言えば多くの人を対象に話すことが苦手でした。失敗したら教授に恥をかかせることになるとの不安もあったようです。

これまでやってきた仕事はこつこつと個人技を重ねていくようなもので、できたら講師の仕事は断りたいと思っていたそうです。でもこのままでは、仕事に復帰する目途はなかなか立ちそうにもありません。

いろいろと悩んだ挙句、**開き直ることを決意**し、Aさんは講師の仕事を引き受けることにしました。結果、本人にとって、多少の失敗や後悔はあったようですが、何とかなるとの手応えは得られたようです。

その当時の悩みがウソのように、今やAさんは学校の看板教師的な存在となっています。

いつも前向きに考えられるといいのですが……

ストレスへの対処とは、ストレス反応を低減する、あるいは現状よりも増大することを防ぐ行動のことです。ストレスへの対処の成否を規定する要因として、21「あなたはタイプA?」でも説明したとおり、認知的評価や自分自身に対する評価が重要とされます。

復習となりますが、認知的評価とは、その人が受けた外界からの刺激に対し、ストレスを引き起こすものかどうかを判断する、いわば、「ものの見方、受けとめ方」のことを意味します。

認知的評価を変えることができれば、ストレスを免れる可能性が高まるといえます。

　では、どのような「ものの見方、受けとめ方」であれば、ストレスを被らずに済むのでしょうか。それは、できるだけ前向きに物事を考えることとされています。たとえば、喉が渇いている時に、コップに半分の量が入っている水に対して、「まだ半分もある」と思えるのと「もう半分しかない」ととらえるのとでは、気持ちが全然違いますよね。

　しかしながら、人間は感情に動かされる存在である以上、**いつでも前向きに物事をとらえることができるわけではありません。**どうしたって、くよくよとした思いがこころから離れないこともあると思います。

開き直ることの力

　物事を前向きにとらえることができれば、楽になることは多いと思います。とはいえ、日常生活における出来事やかかわりのすべてを前向きにとらえることは難しいのではないでしょうか。また、物事をポジティブに受けとめることが、かえって危険を招く場合もあるように思います。たとえば、最近よく話題にのぼる「ブラック企業」や陰湿ないじめが起きている学級など、理不尽な環境の中で苦しんでいる人は決して少なくありません。そのような状況に置かれている人に対して、前向きに受けとめてあなたが変わりましょうとは、とても言えませんし、言うべきではないと思います。

むしろ、しんどい状況や劣悪な環境にしがみつくのを止めて、**いっそのこと開き直ってみる**とか、**時には逃げてしまうことも有効な方策**と言えます。**嫌なことは嫌という自分の気持ちを大切にしながら、したたかに抜け道を探すことがあっても良い**と思います。

エッセイ作家でタレントの阿川佐和子さんの『聞く力』（文春新書、二〇一二年）という本がベストセラーになりました。そのなかに、著者がエッセイの連載を打ち切られ、その代わりに対談を始めないかとの誘いに悩む場面が描かれています。

阿川さんは、それまで自分が歩いてきた道を閉ざされたショックに傷つき、苦手なインタビューへの不安を抱きながらどうしたものかと悩みます。しかしついに、「うまくいかなかったら、クビになるだけのことさ」と開き直り、対談を引き受けることにしました。

その後の彼女の活躍は、あらためて紹介するまでもないでしょう。開き直るのも、いつも意図してできることではないかもしれません。ただ、開き直った時に人が発揮する力を見直してみることは大いに意義があると思います。

✔ 何でもかんでも前向きにとらえる必要はありません。
時には開き直り、逃げてしまうことも有効な方策です。

Column ⑥

受け流すことの効用

ストレス・コーピングのなかに「とくに何もせずに状況を静観する」という方法があります。そう、時には何もしないでストレス状況を放っておくことも、有効なストレス対処法の一つとなるのです。

私たちが何か問題を抱えたとき、自然な動きとして、その問題を解決しようと取り組みます。しかし、問題解決がなかなか困難であり、解決しようと努力すること自体がストレスフルな状況である場合は、心身の健康を損なってしまう事態になりかねません。

このような場合、問題を解決しようと頑張れば頑張るほど、かえってうまくいかなくなることがあります。そのような悪循環に陥ったときは、いったん解決しようとすることをやめて、しばらくそのままにしておく方が良い結果につながることがあります。

このように、ネガティブな状況から回避することに焦点をあてたストレス・コーピングは、「回避型コーピング」として位置づけられています。

すべてのストレスを回避することは不可能です。そこで大切なことは、いかにストレスと共存して生活していくかを考えることです。バランスをとりながらうまくストレスと付き合い、時にはストレス状況を回避する、つまり「受け流す」ことも生きるための知恵になるでしょう。

32 電話相談を利用する

ある日の面接室

あの時電話で相談したことにより、私は助かったのだと思います。

自らの体験を語ってくれたのは、会社員のAさん（40代・男性）です。Aさんは3年前、大学卒業以来、20年近く働いてきた会社をリストラされてしまいました。

家族は専業主婦の妻と小学生の子ども2人で、これからますますお金が必要になる時期を迎えようとしていました。突然のリストラに遭い、Aさんは途方に暮れてしまったと言います。

Aさんにとって最も身近な存在は、学生時代からの恋愛を経て結婚した奥さんでした。しかし、当時Aさんは、最愛の妻にも、心配を掛けたくないからと自分がリストラされたことを告げられませんでした。

誰にも相談できないまま、一人で悩みを抱えた挙句、Aさんは自ら命を絶つことを考えたそうです。

そんなAさんが駅のベンチに茫然《ぼうぜん》と座っていた時、壁に貼ってあった一枚のポスターが目に入りました。それは、自殺予防を目的とする民間団体の**電話相談**の広報でした。

Aさんは最後の望みを賭けて、電話をかけてみたそうです。電話相談員は、具体的な解決策やアドバイスを与えてはくれませんでしたが、**一生懸命にAさんの気持ちを受けとめ、まさに寄り添うように話を聴いてくれた**とのことです。

電話を切った時、Aさんのこころには、何だか分からないが、とにかく生きていく勇気のようなものが湧いてきたのを実感したそうです。

いつでも相談できる身近な相手

たとえば、あなたが深刻な悩みを抱えているとします。誰かに相談したいけれども、身近に話を聴いてくれそうな人は見つかりません。また、専門機関に相談するには、どうも敷居が高く躊躇してしまいます。そんな時、あなたならどうしますか。

そのような場合、電話で相談してみることをお勧めします。最近は、さまざまな問題に対して、種々の電話相談が開設されています。**最も身近な相談先**として、**電話相談を利用してみてはいかがでしょうか。**

今日の電話相談には、じつにさまざまな種別があり、問題を限定しない「よろず相談」的なものから、ＤＶ相談に特化した機関といったように、どんどん多様化してきているように見受けられます。

たとえば、いじめ相談の場合、文部科学省のホームページに限って見ても、左記の電話相談窓口が紹介されています。

「時間いじめ相談ダイヤル」（法務省）、「法務局・地方法務局子どもの人権一一〇番」、都道府県警察の「少年相談窓口」、「全国児童相談所一覧」（厚生労働省）、「一般社団法人日本いのちの電話連盟」、「チャイルドライン」など、多種多様な電話相談があります。

子どもの問題に限らず、いまやインターネットで検索すれば、あらゆる問題に関して、複数の電話相談の窓口が見つかるのではないでしょうか。

電話相談をめぐる最近の話題として、二〇一六年四月に起こった熊本地震の被災者から「熊本いのちの電話」への相談が相次ぎ、わずか5％ほどしかつながらないという状態になっているとの報道がありました。電話相談への潜在的なニーズの大きさが実感されます。

ただし、相談機関の質には温度差があり、はっきり言って玉石混交の状態であると言わざるを得ません。ですから、利用に際しては十分な注意も必要となります。

こころの問題も、体と同様に**早期発見・早期対応が大事**です。**電話相談を利用することにより、それがより実現しやすくなる**と言えます。

◎電話相談の特徴

電話相談の特性について、少し紹介したいと思います。一般に電話相談の利点としては、簡便性、広域性（超地理性）、即時性、匿名性、一回性、経済性、密室性（心理的な近距離性）などをあげることができます。

これらの特徴は総じて、**相談する側にとっての抵抗感が少なくて済む**ということだと思います。**多くの電話相談機関が、匿名で相談を受け付けており、**電話をかける側は自らの素性を明かす必要はほとんどありません。

家族をはじめ、身近に話を聴いてくれる人が居る場合でも、かえって話しにくい悩み事があるものです。そのような場合、匿名であることによって、より気楽に話すことができるのではないでしょうか。

一方、電話による相談には限界や問題点もあります。電話によるコミュニケーションは、ほとんどが声だけによるやりとりになりますので、限られた情報による相手の理解や状況の把握しかできないことは否めません。

また、面接相談と比べて、電話相談だけで解決できる問題は限定されると言わざるを得ません。それでも、「聴く力」の大きさは計り知れず、悩みを抱える人に対する有効な支援の手段といえます。話を聴いてもらうだけでも、かなり楽になることがあります。

問題によっては医療をはじめ、専門機関の支援が必要になるケースもあります。ただ、電話相談を通して、然るべき相談機関を紹介してもらえる場合もあります。こころがしんどい時、まずは**気軽に電話相談をしてみる**ことが解決への第一歩になると思います。

✔ **まずは試しに電話してみる。それだけでちょっと変わるかもしれません。**

日本いのちの電話連盟 加盟センター相談電話

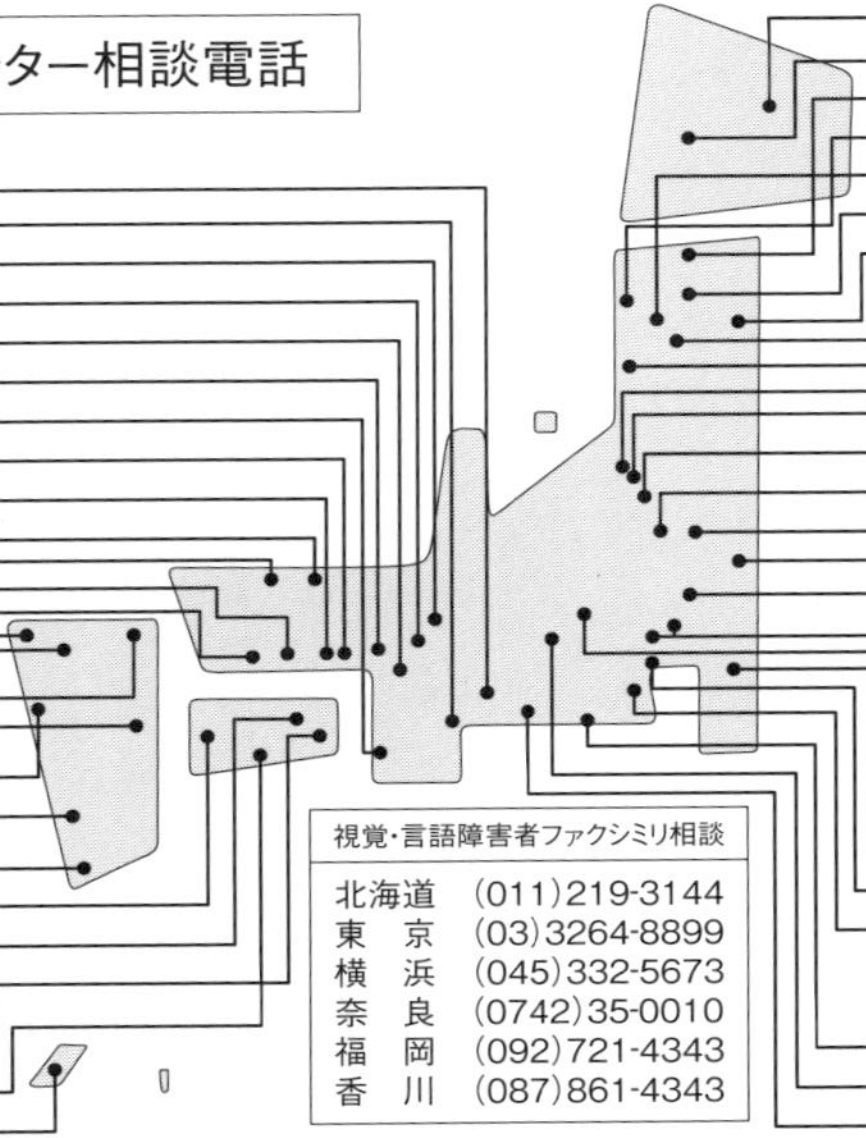

名古屋 いのちの電話 (052)971-4343
三 重 いのちの電話 (059)221-2525
滋 賀 いのちの電話 (077)553-7387
京 都 いのちの電話 (075)864-4343
奈 良 いのちの電話 (0742)35-1000
関 西 いのちの電話 (06)6309-1121
和歌山 いのちの電話 (073)424-5000
はりま いのちの電話 (079)222-4343
神 戸 いのちの電話 (078)371-4343
鳥 取 いのちの電話 (0857)21-4343
島 根 いのちの電話 (0852)26-7575
岡 山 いのちの電話 (086)245-4343
広 島 いのちの電話 (082)221-4343
北九州 いのちの電話 (093)617-4343
佐 賀 いのちの電話 (0952)34-4343
福 岡 いのちの電話 (092)741-4343
長 崎 いのちの電話 (095)842-4343
大 分 いのちの電話 (097)536-4343
熊 本 いのちの電話 (096)353-4343
鹿児島 いのちの電話 (099)250-7000
愛 媛 いのちの電話 (089)958-1111
香 川 いのちの電話 (087)833-7830
徳 島 いのちの電話 (088)623-0444
高 知 いのちの電話 (088)824-6300
沖 縄 いのちの電話 (098)888-4343

旭 川 いのちの電話 (0166)23-4343
北海道 いのちの電話 (011)231-4343
あおもり いのちの電話 (0172)33-7830
秋 田 いのちの電話 (018)865-4343
山 形 いのちの電話 (023)645-4343
盛 岡 いのちの電話 (019)654-7575
仙 台 いのちの電話 (022)718-4343
福 島 いのちの電話 (024)536-4343
新 潟 いのちの電話 (025)288-4343
長 野 いのちの電話 (026)223-4343
松本分室 (0263)29-1414
群 馬 いのちの電話 (027)221-0783
足 利 いのちの電話 (0284)44-0783
栃 木 いのちの電話 (028)643-7830
茨 城 いのちの電話 (029)855-1000
水戸分室 (029)255-1000
埼 玉 いのちの電話 (048)645-4343
東 京 いのちの電話 (03)3264-4343
TOKYO English Life Line (03)5774-0992
東京多摩 いのちの電話 (042)327-4343
山 梨 いのちの電話 (055)221-4343
千 葉 いのちの電話 (043)227-3900
川 崎 いのちの電話 (044)733-4343
横 浜 いのちの電話 (045)335-4343
SPANISH (045)336-2477
PORTUGUESE (045)336-2488
静 岡 いのちの電話 (054)272-4343
岐 阜 いのちの電話 (058)297-1122
浜 松 いのちの電話 (053)473-6222

視覚・言語障害者ファクシミリ相談

北海道 (011)219-3144
東 京 (03)3264-8899
横 浜 (045)332-5673
奈 良 (0742)35-0010
福 岡 (092)721-4343
香 川 (087)861-4343

フリーダイヤル「自殺予防いのちの電話」0120-738-556 (毎月10日8：00～翌日8：00 24時間・無料・全国共通)

出所：日本いのちの電話連盟『自殺予防いのちの電話――理論と実際』ほんの森出版，2009年，巻末資料より．

33 こころも「まさかの時」に備える

ある日の面接室

困ったらいつでも相談できる、という安心感が僕を支えてくれました。

こう話してくれたのは、総務部のAさん（30代前半、男性）です。彼は約2年前にメンタルヘルス不調となり、上司の勧めで心療内科を受診したところ、軽度の「うつ病」と診断されました。

その後Aさんは治療を続けながら、職務軽減などの配慮をしてもらいながら仕事を続けてきました。この間、私はAさんの上司と定期的に面談し、Aさんにも来談を勧めてもらいました。しかし、主治医からの促しもあったにもかかわらず、Aさんがカウンセリングを受けに来ることはありませんでした。

ところが、Aさんがここにきて不意に現れ、最初で最後の短い面接をすることになったのです。この2年間、Aさんは順調に病状が回復し、このたび栄転の異動が決まったとのことです。Aさんにとって、カウンセリングは、いわば保険のようなものだったと言います。普段はハードルが高く感じられても、**「まさかの時」**には相談できるからと思うことで、実際に相談はしなくても**安心感を得る**ことができていたのだそうです。

私は、もっと早く来てくれたら良かったのにという言葉の代わりに、「ご栄転おめでとうございます」と少し大きめの声を掛けました。

◎備えあれば憂いなし、とは言うものの

一九九五年の阪神・淡路大震災、二〇一一年の東日本大震災をはじめ、私たちが暮らす日本列島にはたびたび大きな災害が起こります。その度、私たちは災害による壊滅的な被害を乗り越え、復興に向けて起ちあがってきました。

災害が私たちに与えた教訓の一つとして、防災に対する危機意識の高まりがあると思います。行政による対応だけではなく、個人レベルでも、いわゆる防災グッズを準備したり、まさかの時のために最低限の物資の備蓄を始めた家庭も多いのではないでしょうか。

「まさかの時」は、いつも災害によってもたらされるとは限りません。世の中は流動化や多様化が加速しており、私たちの生活は予測不可能になっていると言わざるを得ません。

たとえば、企業に勤めるサラリーマンにとって、年功序列はおろか、終身雇用さえすでに保障されなくなってきています。それどころか、ある日突然、勤務先の会社が倒産して生活の糧を失う、といった事態もすでに起きています。

また、仕事以前に、病気や家族の問題によって生活が行き詰ってしまうことがあるかもしれません。経済情報誌には、「まさかの時」に備えて月収の何カ月分かを準備しておくべきだ、などという記事を見かけることもあります。

「まさかの時」に備える余裕は人それぞれでしょうが、それでも物やお金を準備することはまだできます。では、こころはどのようにして不測の事態に備えればいいのでしょうか。こころも、備えが十分でないと、「憂い」はなくならないと思われます。

保険として「こころの相談先」を確認しておく

もちろん、私たちの国には公的な支援の制度が整備されており、民間においても種々のサポート資源があります。医療における国民皆保険制度は世界に誇れる仕組みだと思いますし、近年はＮＰＯなどによるさまざまなニーズに対する支援活動も盛んです。

それにもかかわらず、残念ながらいかなる支援の網の目からも漏れてしまう人が少なからず存在します。これは、どのような世の中にあっても起こりうることです。社会的セーフティーネットのさらなる充実とその周知が求められるところだと思います。

話を「**こころの備え**」に戻します。こころを「まさかの時」に備えておくとは、何が起こってもたじろがないよう、常に気を引き締めて生きる、ということではありません。そんなことをしていたら、それこそ心身ともにへとへとに疲れきってしまいます。

大事なのは、「まさかの時」に相談できる相手先を確保しておくことです。ふだんはとくにかかわりがなくとも、**いざという時に相談できるところがあれば、日々を安心して過ごすことができる**のではないでしょうか。

そんな相手は身近に居ない、と言う人もあるかと思います。でも心配することはありません。近年、行政は生活一般、教育、雇用といった種々の分野でこころの相談体制を整備してきています。また、前項で紹介した電話相談や民間の相談機関などの情報も、いまやネットなどですぐに調べられるようになりました。

私の提案としては、防災グッズを準備するのと同じように、「まさかの時」に相談できるところの相談先を確認しておくことをお勧めします。それはある意味で、「**こころの保険**」に入っておくようなものだと思います。

✔ みなさん、防災グッズは準備していますか?
同じように「こころ」のまさかにも備えが必要です。

34 アサーティブに伝える

ある日の面接室

素直に自分の気持ちを伝えることができて、本当に良かったと思います。

そう話すのは、看護師になって2年目のAさん（20代前半、女性）です。3カ月ほど前から継続して相談に訪れていました。

彼女の悩みは、職場の同僚に遠慮してしまうことが多く、とくに頼まれると断ることができないのだと言います。たとえば、先輩ナースが担当している患者さんのナースコールに対応することを頻繁に頼まれるといったことです。先輩はわりと暇そうなのに……。

私は、Aさんに「**アサーション**」について説明し、「**アサーションスキル**」を試してみることを提案しました。Aさんが興味を示してくれたので、一緒に取り組むことにしました。

最初はぎこちない遣り取りしかできませんでしたが、**ロールプレイ**等を通して、少しずつ自分の気持ちを伝えることに抵抗がなくなってきたように感じられました。

そして約3カ月が経った今日、Aさんは微笑みを浮かべながら、冒頭の発言のとおり、この間の成果を報告してくれました。

自分の気持ち、ちゃんと伝えていますか

日常生活で、最もストレスを感じることは何ですかという質問に対して、人間関係のトラブルと答える人が多いようです。

ぎくしゃくした人間関係には、必ずと言っていいほどコミュニケーションの不全が見られます。言葉の行き違いや誤解、あるいは無視などによって、お互いの意思や気持ちといった情報が伝わっていないことがその原因になっていることが少なくありません。

そもそも、自分の気持ちを正直に相手に伝えることができていないこともよく見受けられます。その人に対して好意的ではなく、苦手意識を感じている場合ならなおさらかもしれません。なかには、自分の本当の気持ちに気づいていない人も居るようです。

今回は、良好な人間関係を築くために役立つ方法、言わば「人間関係力」を高めるためのスキルについて紹介することにします。それは「**アサーションスキル**」と言います。近年は、そ

の有効性が認知され、ビジネスや学校教育の現場にも導入されてきています。

「アサーション」とは、非攻撃的な自己主張という意味だそうですが、かえって何のことだかわかりにくいので、一般にそのままカタカナで使われているようです。内容のポイントは、**自身の考えや気持ちを適切に、そして率直に伝える自己表現**ということです。

アサーティブな発言をすることにより、自分の気持ちや考えなどが正直に、しかもその場にふさわしい方法で表現されます。また、相手が同じように発言することを尊重、奨励することにもなるのです。

アサーションスキルを身につける

それでは具体的に、「アサーション」とはどんなことか、見ていきましょう。そのためにはまず、人間関係における自己表現には三つのタイプがあることを知る必要があります。簡単に紹介していきます。一つ目は、自分のことだけを考えて、他者を踏みにじるタイプ。二つ目は、自分よりも他者を常に優先し、自分のことを後回しにするタイプ。そして三つめは、自分のことをまず考えるが、他者をも配慮するタイプ、です。

「アサーション」とは、右の第三のやり方をいいます。ちなみに、第一のやり方のことを「攻撃的」または「アグレッシブ」なコミュニケーション、第二のやり方のことを「非主張的」または「ノン・アサーティブ」なコミュニケーションと呼びます。

たとえば、あなたが電車に乗ろうとしているとします。駅のホームで列に並んで待っていたところ、列車が到着し、いざ乗車しようとしたら、横から他の人が割り込んで乗車しようとしました。こんな時、あなたならどうしますか。

割り込んだ人を怒鳴りつけますか（攻撃的）。あるいはとても気分が悪いにもかかわらず、何も言わないままその場をやり過ごしますか（非主張的）。これらはどちらも後味の悪い思いが残ってしまいます。大人の場合、後者の対応をすることが多いようです。

「順番に並んで待っていたのです。後ろに回ってもらえませんか」。このように**アサーティブに伝えることは、何よりも自分の気持ちに正直な行動**です。したがって、たとえ相手があなたの要望に応えてくれなかったとしても、少なくとも、あなたは**自分の思いをちゃんと伝えたという達成感**が得られるのです。

アサーティブなコミュニケーション、すなわち「アサーションスキル」がその有効性を発揮する場面では、**自分の気持ちをしっかりと伝える**ことができます。それだけではなく、**他者からの誘いを断ったり、他者に何かを頼むことも苦にならなくなります。**

✔ 自身の考えや気持ちを「素直に」「適切に」伝えることは、そんなに怖いことじゃないはずです。

35 こころの扉は開けておいて

ある日の面接室

また何かありましたら、お気軽に連絡してきてください。

これは、私が**カウンセリングの終結**に際して、クライエントに伝えることにしている言葉です。

面接を重ね、クライエントの抱える問題が解決したとしても、それをもって私との縁が切れてしまうわけではありません。私はそう考えています。

以前、児童へのプレイセラピーをしていたことがあります。小学校低学年くらいまでは、言葉による面接が成立し難いため、カウンセラーと共に遊ぶことを通したセッションを行います。それをプレイセラピー（遊戯療法）といいます。

あるケースで、子どもさんの問題行動が治まってきたことから、私は相談を終結することを考えました。しかし、終結の判断を母親との話し合いで決めてしまったため、子どもに大人への不信感が生じ、問題がぶりかえしてしまったことがあります。

子どもに限らず、**相談を終結する際には十分な配慮が必要です。それを怠ると、相手は見捨てられたような気持ちになってしまいます。**

皆さんも、気になる人とのかかわりでは、**寄り添う気持ちを忘れずに、こころの扉は開けておいてください。**

心配な相手には、まず声掛けを

本書では、各項目にて「ある日の面接室」という具体的な支援のかかわりに触れた事例部分と、ストレスへの対処やメンタルヘルス向上のための知識、言わば理論的な部分に分けて、少し大袈裟ですが「実践と理論の両面」から述べてきました。

できるだけ身近な話題をテーマとして、分かりやすくお伝えするように務めてきたつもりですが、いかがだったでしょうか。

さて、最後の回は、ストレスを抱えているのではないかと気になる人への声のかけ方、そして最終回にふさわしく、**相談を終えるときにこころ掛けておくべきこと**について述べたいと思います。

もしも気になる方が身近におられたら、**どうぞ勇気を出してひと声掛けてあげてください。**深刻に悩んでいる人ほど、自分一人で悩みを抱え込んでしまい、八方ふさがりの状況に陥っていたりします。

落ち込んでいるように見える人に声を掛けるのは、いささか躊躇されるかもしれません。しかし、たとえ反応がいま一つであっても、本人にとっては大きな救いとなる場合が多いのです。あなたの一言によって、救われる命もあると思います。

◎相談の終結もドアは開けておく

気になる人に、どのように声を掛けたら良いのでしょう。ここでは、通称**「TALKの原則」**と呼ばれる声掛けの手順を紹介します。

それは以下の**四つのステップ**に分かれており、TALKとは各ステップの頭文字です。それぞれの声掛けの例示は、自殺予防を想定したコメントを付しています。

①**Tell（話す）**：声に出して心配していることを伝え、誠実な態度で話しかける。
「死にたいくらい辛いことがあるんだね。あなたの事が心配だよ。」

②**Ask（尋ねる）**：「死にたい」という気持ちに対して、率直に尋ねる。
「どんな時に、死にたいと思ってしまうの？」

③ **Listen（聴く）**：相手の訴えを傾聴する。
「聴く⇒深刻な悩みを抱えた人に対して、その人の気持ちを理解しようとする。」
④ **Keep Safe（安全を守る）**：危ないと思ったらその人を決して一人にしない。
「はっきりとした自殺の手段（包丁・薬物など）を口にする場合は、警察や消防署に連絡する。」

もしも、Ｔｅｌｌの段階で声を掛けたのに、相手が話すことをためらったり、「だいじょうぶです」という返答があった場合はどうすればいいのでしょうか。そんなときは、とくに心配はないと安心するのではなく、もう一言、次のように声を掛けてみてください。
「そう、よかった。でも相談してみようと思ったら、いつでも待ってるよ。」

このように、**こころのつながりを絶たないようにしてほしい**のです。悩んでいる人に、相談することを一度断ってしまったという思いがあると、あらためて相談するハードルが格段に高くなってしまうからです。

✔ **こころ（相談）のドアは閉じてしまわず、いつでもすこし空けておきましょう。**

36 番外編——笑う門からストレス去る

あるエピソード

難病を笑い療法で治す。

今回は番外編として、笑いによる医療のパイオニア、ノーマン・カズンズが自身の**難病を笑いで克服**したエピソードを紹介したいと思います。

カズンズは、アメリカの有名なジャーナリストでしたが、50代に「硬直性脊髄炎」という自己免疫疾患（膠原病）にかかります。この病気は当時「500人に一人しか治らない」といわれていた難病です。彼の場合も病状の経過が思わしくなく、全身の痛みと発熱、そして手足が動かなくなる硬直に悩まされることになります。さらに不運なことに、カズンズは薬剤のアレルギーを持っていたため、治療薬で副作用が出てしまいました。

ところが、このような逆境にあっても、カズンズはめげませんでした。ストレス学の創始者、ハンス・セリエの『生命とストレス』にある「**ネガティブな感情は人体の抵抗力を弱める**」という言葉を思い出し、それとは逆のことを試みたのです。それは、前向きな気持ちを持つことによって人体にもポジティブな効果をもたらすということです。カズンズは、病室に映写機を持ち込んで喜劇映画などを見続け、ユーモア本やジョーク集を読んでもらい、**毎日積極的に笑うようにこころ掛けました。**

そんな生活を続けているうちに、痛みが和らぎ、症状も治まってきました。驚いたことに、検査結果も良好な数値を示すようになったということです。まさに「**笑う門には福来る**」の典型のような実践といえるのではないでしょうか。

参考文献：ノーマン・カズンズ（松田銑訳）『笑いと治癒力』岩波現代文庫、二〇〇一年

健康に効く笑い

私が子どものころは、二月三日の節分には、我が家でもよく豆まきをしたものです。団地のベランダ越しに、近隣の家からも「鬼は外、福は内」の掛け声が聞こえてきたのをよく覚えています。

「**笑う門には福来る**」という諺《ことわざ》があります。「笑い」については、古来よりさまざまな効用があるとして種々の見解が示されています。我が国でも、笑いとユーモアに関する総合的な研究

を行う「日本笑い学会」が誕生し、すでに二十年以上が経ちます。

また、病院に入院している患者の元を訪れて笑わせる「**クリニクラウン**（臨床道化師）」の活動もテレビなどで目にする機会が増えてきました。

近年、健康面において、笑いに多様な効用があることが分かってきています。たとえば、笑うと免疫力が向上して、ガンの縮小や関節リウマチの症状改善が表れるなど、その効果が実証されています。

また、笑うことによって血糖値が低下したり、脳機能を活性化させることが明らかになっています。

さらに、**笑いはストレスを軽減する**ということも実証されています。笑うことによって、リラックスした脳波（α波）と活性化した脳波（β波）の両方が増えます。同時に「癒しのホルモン」として知られるセロトニンも増えるのです。つまり、笑うと脳が活性化しながらリラックスしている状態になるということです。

笑いは免疫力を高める

ではなぜ、**笑うと免疫力が高まり、ガンの縮小などの効果につながる**のでしょうか。伊丹仁朗博士は、笑いがナチュラル・キラー細胞（リンパ球の一種）を増やし、さらに活性化させることを実証しています。その仕組みは次のとおりです。

① 「楽しく笑う」と、大脳新皮質の前頭葉が興奮する。
② それが情動脳（旧皮質脳）を経て、脳幹部や間脳（脳の最も古い部分）の免疫をコントロールするセンターに伝わる。
③ 間脳が神経ペプチド（情報伝達物質）を産生する。
④ 善玉ペプチド（楽しい情報）が多量に発生して血液やリンパ球から全身に伝わる。
⑤ 善玉ペプチドがナチュラル・キラー細胞のレセプター（受容体）に結合する。
⑥ ナチュラル・キラー細胞が活性化する。

出典：伊藤一輔『よく笑う人はなぜ健康なのか』日本経済新聞出版社、二〇〇九年、156ページを改編

少し専門的ですが、要するに、楽しく笑うことで約50億もあるナチュラル・キラー細胞たちが一斉に活性化され、全身を駆け巡り、ガンなどの異質な細胞を発見すると接近して破壊してしまうということです。

また、楽しいと表情筋が動いて「笑顔」になり、その情報が脳に伝わります。**笑顔をつくることで楽しい気分になり、感情だけでなく体にも良い影響を与える**効果が発見されているのです。それは「**笑いのフィードバック効果**」と呼ばれます。

たとえ楽しくなくても、「笑顔」をつくると表情筋が動き、それを脳が「楽しい」と感知します。その結果、つくり笑いでも脳はだまされてしまい、楽しい気分になるのだそうです。つ

まり、脳をうまく錯覚させれば、気持ちをうまくコントロールできることもあるということです。

みなさんも、むしゃくしゃしているときなど、別のことを考えてつくり笑いをしてみてください。案外と気持ちが落ち着いて、楽になるかもしれません。

✔ **いま、「笑う」ことはとても難しいかもしれません。それでも「笑える」ときはかならず訪れます。**

Column ⑦

クリニクラウンを知っていますか?

病気を抱えて、長期にわたって入院生活を余儀なくされている子どもがいます。そんな子どもたちの病室を訪れ、遊びやコミュニケーションなどを通して、こころのケアをしたり、子どもたちの成長をサポートする専門家が、クリニクラウン（cliniclown）です。

オランダをはじめ、欧米諸国の医療現場ではその活動実績が広く認知されているとのこと。日本では二〇〇〇年代に入ってから導入され、クリニクラウンは臨床道化師と訳されています。病院を意味する「クリニック」と道化師をさす「クラウン」を合わせた造語だそうです。

一九九八年には、アメリカでクリニクラウンとしても活躍した医師ハンダー・アダムス氏の半生がロビン・ウィリアムズ主演により『パッチ・アダムス』として映画化され、クリニクラウンの存在が広く知られるようになりました。

クリニクラウンは医療関係の専門職ではありませんが、すぐれた表現力に加えて、子どもとのかかわり方、子どもの心理、保健衛生についての専門性を有しています。病気の治療のためにさまざまな制限のなかで入院生活をしている子どもたちに、笑いとユーモアを届け、主体的に遊ぶことのできる環境をつくることがクリニクラウンの役割です。

クリニクラウンの来訪は、コミュニケーションを通して子どもの好奇心や想像力も育みます。また、患者である子どもだけではなく、その家族や医療従事者らの心理にも良い影響を与えることができるとともに、患者と医療従事者との関係を良好にする効果があるとされています。

日本クリニクラウン協会によれば、道化師の象徴である赤い鼻をつけたクリニクラウンは、2人一組で活動することになっているとのことです。そのことにより、子どもたちがクリニクラウン同士の関係性や遊びに触れることができ、人とかかわることの楽しさを体験してもらうことができるからだそうです。

入院生活を送る子どもたちが、クリニクラウンと接することで笑顔になる場面を想像するだけで、私もうれしくなってしまいます。

おわりに

本書はもともと、ある行政関連団体の機関誌に連載した記事の内容がベースになっています。6年間にわたり、毎月「ストレスをためないこころの講座」として、計72編が掲載されました。本書はそのなかから、「はじめに」でも述べたように、おもに働く人のための「こころの健康」や「ストレス・マネジメント」にかかわるテーマをあつかった記事を厳選し、まとめ直したものです。

各項目とも大幅に構成を改編したうえで、加筆・修正を施しています。また、新たに書き加えた項目もあり、さらに働く人のメンタルヘルスと密接にかかわるコラムを書き下ろしました。

近年、ワーク・ライフ・バランス（work life balance）という言葉をよく耳にするようになってきました。これは、まさに「仕事と生活の調和」という意味ですが、仕事と生活のバランスを調和させることを目的としたさまざまな施策のことも意味しています。

政府広報によれば、ワーク・ライフ・バランスとは、「働くすべての方々が、『仕事』と育児や介護、地域活動といった『仕事以外の生活』との調和をとり、その両方を充実させる働き方・生き方のこと」としています。しかし、現実の社会では、「安定した仕事に就けず、経済的に自立できない」、「仕事に追われ、心身の疲労から健康を害しかねない」、「仕事と、子育てや親の介護との両立が難しい」などの理由で、多くの方がワーク・ライフ・バランスを実現できていないと現状について述べています。誰もがいきいきと働き、生活の質をより高めていくことができるように、雇用や職場環境の課題が実効性をともなって改善・整備されることを願うばかりです。

ささやかですが、本書が皆さまにとって、ストレスに対処し、あるいはストレスとうまくつきあっていくうえで、何らかのヒントになれば幸いに思います。

ここに固有名を記すのは控えますが、本書の書籍化についてご快諾いただき、激励のお言葉も頂戴した機関誌編集部の皆さまに感謝いたします。ありがたいことに、本書は、二〇一七年三月、日本応用心理学会より齊藤勇記念出版賞をいただきました。

最後に、企画段階から完成まで丁寧にサポートしていただいた、晃洋書房編集部の阪口幸祐氏にあらためてお礼申し上げます。

二〇二〇年二月

阪神・淡路大震災から二五年、春間近の神戸から

岩崎久志

《著者紹介》
岩 崎 久 志（いわさき　ひさし）
1986年　関西学院大学社会学部社会学科卒業
2000年　武庫川女子大学大学院臨床教育学研究科博士後期課程修了
出版社勤務，スクールカウンセラーなどを経て
現　在　流通科学大学人間社会学部教授
社会福祉法人神戸いのちの電話研修委員
博士（臨床教育学），公認心理師，臨床心理士，学校心理士SV
認定ガイダンスカウンセラー

主要業績
『心理療法を終えるとき』（共著，北大路書房，2005年）
『産業心理臨床入門』（共著，ナカニシヤ出版，2006年）
『事例でわかる　心理検査の伝え方・活かし方』（共著，金剛出版，2009年）
『教育臨床への学校ソーシャルワーク導入に関する研究 増補版』（単著，風間書房，2014年）
『対人援助に活かすカウンセリング――チーム支援，多職種連携に必要なコミュニケーション技術――』（単著，晃洋書房，2020年）
『学び直しの現象学――大学院修了者への聞き取りを通して――』（単著，晃洋書房，2020年）

ストレスとともに働く
――事例から考える こころの健康づくり――

2017年３月10日　初版第１刷発行
2020年４月15日　初版第２刷発行
＊定価はカバーに表示してあります

著　者　岩 崎 久 志©
発行者　植 田 　 実
印刷者　藤 森 英 夫

発行所　株式会社　晃 洋 書 房
〒615-0026　京都市右京区西院北矢掛町７番地
電話　075（312）0788番(代)
振替口座　01040-6-32280

ISBN978-4-7710-2832-6　　印刷・製本　亜細亜印刷㈱